Micro-régime
3 jours par semaine pour maigrir

Ouvrage publié sous la direction de Laure Paoli

Avertissement

Avant de vous lancer dans la lecture de cet ouvrage, n'oubliez pas que **tout régime doit faire l'objet d'un suivi médical sérieux**. N'hésitez donc pas à **demander conseil à votre médecin**, qui vous informera, selon votre cas, des éventuels risques et des conséquences d'un régime.

Jean-Marc Giroux

avec la collaboration
de Denis Blanchot

Micro-régime
3 jours par semaine pour maigrir

Albin Michel

Sommaire

Mincir en 3 jours
par semaine...
C'est possible !

Mincir en 3 jours par semaine ! Cela ressemble fort à une accroche publicitaire. Mais, derrière ce slogan, c'est une véritable révolution qui se dessine dans la jungle des méthodes d'amincissement. Cette révolution, on la doit à l'arrivée d'un nouveau concept : le micro-régime.

■ *Retour en arrière*

1990. Dans la panoplie amincissement des nutritionnistes, la méthode dite « diète protidique » ou « sachets/légumes » est à l'apogée. Pourtant, un petit groupe de spécialistes composé de médecins, pharmaciens et nutritionnistes s'interroge. Une diète protidique fait perdre 3 kg en 10 jours ? C'est vrai ! C'est facile et ça marche à tous les coups (ou presque) ? C'est encore vrai... Mais il est tout aussi vérifié que la reprise de poids frôle les 85 % quelques semaines après l'arrêt du régime, que la vie sociale est considérablement perturbée et que les mauvaises habitudes alimentaires n'ont pas disparu à l'issue du régime.

Par ailleurs, toutes les méthodes exigent une durée de stabilisation trois à cinq fois plus longue que le régime proprement dit (ce que ne disent pas forcément ceux qui les préconisent). Par exemple, 2 semaines de diète protidique doivent être suivies d'une période de stabilisation de 1 mois 1/2 minimum.

Forts de ce constat, ces spécialistes décident alors de tenter une expérience basée sur une idée simple : faire mincir des patients tout en préservant leur qualité de vie. En d'autres termes, mettre en œuvre un cycle rapide de périodes de perte de poids et de périodes de stabilisation. Les fins de semaine devront être respectées, le coût du régime devra rester modique et sa conduite restera souple tant il est vrai que tout le monde ne vit pas aux mêmes horaires, selon le même modèle.

L'accent est mis d'emblée sur la durée de « l'épreuve ». Fini, les régimes au mois. Les premiers essais préconisent une période de 8 jours de perte de poids suivie de 8 jours de « rééquilibrage ». Les résultats se révèlent relativement satisfaisants, mais 8 jours de régime sont encore une durée trop longue pour une majorité de personnes. Les expérimentateurs passent alors à 6 jours, 5 jours puis 4 jours par semaine, avec un bon résultat sur la perte de poids, mais une stabilisation imparfaite. Au terme des essais, c'est l'alternance de très courtes périodes de 3 jours de régime et de 4 jours de stabilisation qui s'avère le meilleur compromis pour une perte de poids rapide et un résultat durable. **Le principe du micro-régime est né !**

Mincir pendant 3 jours puis stabiliser son poids en 4. Chaque semaine, une femme peut espérer perdre 1 kg ; un homme peut en perdre 2. C'est rapide, efficace, sûr et sans contrecoup. Pas de sentiment de faim, pas de fatigue, pas de dégradation de la qualité de vie et, surtout, pas d'effet yo-yo mauvais pour le moral !

Par ailleurs, le micro-régime débouche sur une prise en charge autonome de son alimentation, restructurée, améliorée d'un point de vue diététique, et qui n'exclut ni le champ du plaisir ni les goûts personnels.

■ *Alimentation traditionnelle ou préparations hyperprotéinées*

Selon vos préférences et votre mode de vie, vous choisirez entre une version du micro-régime avec alimentation traditionnelle et une version avec les préparations hyperprotéinées pour micro-régime vendues dans le commerce. Ces dernières présentent l'avantage d'être pratiques, simples et rapides à utiliser ; c'est le gage d'une réussite maximale.

Il n'existait jusqu'à ce jour aucun livre accessible à tous pour connaître cette méthode qui révolutionne littéralement les régimes et leurs résultats à terme. Ce livre, vous l'avez entre les mains. Il peut vous permettre de régler votre problème de poids durablement, en sortant du cycle infernal de la reprise à 6 mois. Ce n'est pas une promesse, mais un engagement : d'ailleurs, un micro-régime mis en place avec l'accompagnement d'un diététicien, médecin ou pharmacien, fait l'objet d'un contrat moral.

Les résultats du micro-régime parlent d'eux-mêmes : sur les 3 000 premiers cas de surpoids traités par un micro-régime, 80 % ont maintenu leur poids d'objectif plus d'un an après la fin du régime, avec une variation saisonnière de plus ou moins 1 kg ; 92 % ont apprécié la méthode si l'on ajoute les personnes ayant repris moins d'un quart de leur amaigrissement et qui sont satisfaites de leur poids. Des résultats appréciables quand on sait que, dans la plupart des autres régimes amaigrissants, les pourcentages sont inversés et le taux d'échec à 6 mois (la reprise du poids) avoisine les 80 % !

Une nouvelle relation à la nourriture

Alimentation traditionnelle ou préparations hyperprotéinées, quel que soit votre choix, vous apprendrez à maîtriser votre appétit, sans carence et surtout sans règles draconiennes impossibles à suivre. Vous retrouverez ainsi une relation saine à la nourriture et vous oublierez vos mauvaises habitudes alimentaires. Avec le micro-régime, vous en acquerrez de nouvelles.

Le micro-régime n'est pas dangereux pour les individus en surpoids auxquels il s'adresse. Il n'exclut de son champ d'application que les enfants âgés de moins de 15 ans, les personnes en état d'obésité morbide, atteintes de troubles du comportement alimentaire ou de très rares maladies.

Plus que « le » micro-régime, il convient de dire, en définitive, « les » micro-régimes car, en fonction des profils et des besoins, plusieurs formules sont possibles. Toutes ont été testées, prouvées et validées.

En suivant normalement un micro-régime, on ne risque aucune carence, et aucun effet secondaire ne peut lui être imputable. Au contraire, il s'adapte bien à de nombreuses pathologies (diabète, hypercholestérolémie, etc.) et répond parfaitement aux problèmes de poids liés à la ménopause. D'ailleurs, une version pour diabétiques du micro-régime est préconisée par plusieurs associations régionales de l'Association française des diabétiques. Le micro-régime est également intégré dans l'enseignement des nutritionnistes préparant le diplôme universitaire de nutrition de la faculté de médecine de Marseille.

En parcourant ce livre, vous découvrirez que suivre un micro-régime n'est ni un supplice ni la cause d'une mise entre parenthèses de votre vie sociale. À l'inverse d'autres méthodes, le micro-régime ne vous coupera pas du reste du monde. Plus besoin de courage ni d'héroïsme pour perdre du poids. Ne reposant pas sur des interdits, le micro-régime ne vous soumettra pas aux tentations permanentes. Vous aurez donc bonne conscience et retrouverez votre confiance en vous.

Pour vous aider à changer votre vision des diètes tristes et monotones, cet ouvrage vous propose également quelques recettes gourmandes qui vous aideront à composer des menus pleins de saveur à partir des préparations hyperprotéinées et vous réconcilieront avec l'idée de régime.

Qu'est-ce que le micro-régime ?

C'est le seul régime à prendre en compte la période de stabilisation du poids en l'intégrant à sa mise en œuvre. Les autres méthodes exigent souvent une durée de stabilisation trois à cinq fois plus longue que le régime proprement dit. Cette période est souvent négligée par les individus tout à la joie de se laisser un peu aller après le temps des frustrations.

Une semaine de micro-régime comprend 3 jours de perte de poids et 4 de stabilisation. La période de régime proprement dite est donc très courte et ne laisse pas le temps au corps de s'habituer à ce nouveau régime. Et cela d'autant plus que, pendant la période de stabilisation de 4 jours, priorité est donnée à la réduction des portions alimentaires... sans aucun interdit. Pendant ces 4 jours, vous pourrez succomber à tout ce qui vous fait craquer habituellement – et qui, bien sûr, n'est pas très « régime » –, à une seule condition : en **manger deux fois moins**. Sans grands efforts donc, et sans vous en rendre compte, vous ne reprendrez pas le kilo perdu pendant les 3 jours précédents.

■ *Pourquoi 3 jours seulement ?*

Limité à 3 jours, le micro-régime ne crée pas de carences et n'oblige pas le corps à puiser dans ses réserves de masse maigre (les muscles). En effet, ces 3 jours de perte de poids sont caractérisés par une réduction importante des glucides et des matières grasses (que l'organisme sait trop bien stocker) au profit des légumes et des aliments protéinés. En ce sens, c'est un régime protéiné. Car les protéines constituent un nutriment essentiel à l'organisme. Elles sont nécessaires à toutes les périodes de la vie (croissance, gestation), à l'entretien des tissus, à la cicatrisation des lésions, à l'immunité. Malheureusement, l'organisme ne stocke pas les protéines, il les consomme chaque jour.

Dès le 1er jour d'un micro-régime, la perte de poids est amorcée : d'une part, l'apport calorique est réduit (mais la richesse en protéines et en fibres du micro-régime va permettre d'éviter la sensation de faim et de fatigue) ; d'autre part, la limitation des glucides va mettre au repos le pancréas producteur d'insuline[1].

■ *L'organisme ne s'habitue pas au régime*

Bien qu'il s'agisse d'un régime protéiné, le micro-régime n'a rien à voir avec la diète protidique puisque l'organisme n'est jamais en cétose (voir encadré). Durant la phase de perte de poids, l'apport calorique est compris entre 900 et 1 100 kcal/jour, alors que lors de diètes protidiques les niveaux sont souvent en dessous, voire très en dessous (de 300 à 800 kcal/jour).

Avec la diète protidique, la perte de poids est certes spectaculaire, mais trop souvent de courte durée. Le micro-régime est tout aussi spectaculaire, mais ses résultats sont durables.

---

1. L'insuline est l'hormone qui assure le transfert du glucose sanguin vers les cellules utilisatrices ; elle est responsable d'un attrait excessif pour le sucre. Outre son rôle de carburant, le sucre se transforme en graisse lorsqu'il est présent en excès.

La cétose

En l'absence de « sucres » dans l'alimentation, la combustion des réserves de masse grasse va produire un nouveau « carburant » pour le cerveau : les **corps cétoniques**. Ce phénomène, dit de cétose, provoque une sensation de bien-être (psychostimulant) et de satiété (effet coupe-faim).
Le principe de la diète protidique – très différente du micro-régime – est simple : garantir un apport de protéines élevé et diminuer très fortement l'apport d'énergie quotidienne (de 300 à 800 kcal/jour). On préserve ainsi l'entretien et le renouvellement de la masse maigre (musculaire) tout en brûlant les graisses stockées dans l'organisme (tissu adipeux). Une fois les réserves de sucre du foie et des muscles utilisées, le cerveau exige que l'organisme lui fournisse l'énergie complémentaire dont il a besoin, énergie trouvée dans la plus grande réserve naturelle du corps, le tissu adipeux.
Parce qu'on mange moins de glucides, la flore intestinale nécessaire à leur digestion diminue, le ventre dégonfle donc et la perte de poids est très rapide... mais ne dure pas. Car, quand il a subi une carence, l'organisme présente la particularité de surcompenser en stockant autant qu'il peut. La réintroduction – même progressive – des glucides va alors faire « exploser » la flore intestinale et entraîner la reprise de poids et une sensation de gonflement.

■ *Perdre du poids... sans en reprendre*

Avec le micro-régime, la stabilisation est incluse. Elle n'est pas le « sujet qui fâche », effacée, discrètement oubliée par le praticien pour être pudiquement laissée à l'appréciation de chacun...

Il est effectivement beaucoup plus simple de considérer qu'un régime s'arrête une fois la perte de poids atteinte. Mais après ?

Après justement, c'est trop souvent le phénomène du yo-yo, la reprise jusqu'au prochain régime, et le début d'un calvaire : on s'aperçoit que même en faisant un régime, on peut continuer à grossir. À force de régimes, le corps s'habitue durablement à consommer peu. Au moindre apport calorique un peu plus important, le corps stocke. Y compris dans les cas de régimes présentés comme amaigrissants !

Or, non seulement le micro-régime fait perdre du poids rapidement, mais il réussit aussi à le stabiliser.

L'objectif des 4 jours de stabilisation – seconde phase du micro-régime – est d'apprendre à adapter la taille des portions alimentaires pour pouvoir conserver tous les aliments dans sa vie quotidienne, sans pour autant prendre du poids. Fini donc les entorses au régime couplées au sentiment de culpabilité qui conduisent trop souvent à l'arrêt de l'expérience !

Dans les régimes « classiques », la phase de stabilisation s'opère en réintroduisant progressivement les aliments proscrits. Les risques de rechute sont grands car la volonté d'en finir rapidement avec un régime et ses frustrations, le désir de reprendre une vie sociale normale, poussent à des écarts alimentaires qui peuvent rapidement réduire à néant tous les efforts des semaines et même des mois précédents.

■ *L'engagement du micro-régime : 1 kg par semaine*

Le micro-régime repose sur une formule très simple, sans ambiguïté : « **1 kg perdu, chaque semaine, sans fatigue et sans faim** ». Ce résultat s'obtient en 3 jours seulement, avec des contraintes minimales et une grande souplesse d'organisation. Le résultat est clairement garanti. Il vous suffit de compter les semaines pour programmer votre amincissement. C'est simple et rapide, absolument prévisible et régulier. 3 kg pour l'été ? 3 semaines. 6 kg ? 6 semaines. À vous de choisir !

À partir du moment où vous avez perdu 1 kg pendant les trois jours, vous aurez une certaine liberté pour composer vos quatre jours de stabilisation à votre guise. Après l'efficacité, la liberté et la flexibilité sont les maîtres-mots du micro-régime. Respectez les quelques règles et vivez votre vie.

1re clé : adapter la taille de ses portions.

Pourquoi centrer l'apprentissage sur la taille des portions et non sur la nature des aliments ? Parce que la plupart des gens, tout en ayant une idée très précise de l'équilibre alimentaire, rencontrent des difficultés pour en appliquer les principes. Cédant à la facilité, ils maintiennent leurs erreurs alimentaires plutôt que de les modifier. Certains d'entre eux veillent à manger équilibré et pourtant prennent du poids, essentiellement en raison de quantités ingérées trop élevées. Or, réduire les quantités des aliments les plus riches sans jamais les supprimer totalement a un impact considérable sur le poids. Ainsi une évaluation théorique montre qu'une personne qui dépense environ 2 000 kcal par jour perdra 7 kg en une année, simplement en réduisant ses apports quotidiens de 200 kcal. Dans tous les cas, la réduction des portions doit être ajustée de façon à ne ressentir ni faim ni fatigue.

2e clé : reprendre son alimentation et ne supprimer aucune catégorie d'aliments.

Cette phase où tout est autorisé en quantités raisonnables peut surprendre de nombreux patients et même les professionnels de la diététique. En effet, comment acquérir de nouvelles (et bonnes) habitudes alimentaires si l'on commence par reprendre le mode d'alimentation responsable de sa prise de poids ? En quoi la diminution des portions permet-elle d'ouvrir la voie vers une alimentation plus équilibrée à une personne qui ignore les légumes verts, saute des repas, ne déjeune pas le matin et est abonnée au hamburger-frites quatre fois par semaine ? Les réponses à ces questions sont données par la méthode « des petits pas ».

Vouloir tout changer en une seule étape nécessiterait une telle modification de comportement et une telle volonté que l'effort pour y parvenir ne pourrait être poursuivi sur une période suffisamment longue. En ne donnant qu'une consigne et une seule, celle de diminuer les rations, on évite d'abord les frustrations et les interdits. On constate alors qu'il est possible d'engager une perte de poids dans un contexte rassurant, celui de ses propres habitudes. Dès les premiers kilos perdus, la confiance en soi revient et la foi dans le régime se renforce. Mais plus encore, revient la confiance dans les aliments ! Découvrir enfin qu'aucun aliment ne fait grossir si les conditions de sa consommation sont maîtrisées est une victoire.

Il sera temps alors d'aborder la suite du rééquilibrage, de faire un nouveau petit pas, en ciblant l'acquisition d'une nouvelle (bonne) habitude, comme déjeuner le matin par exemple ou consommer davantage de légumes au quotidien, selon le point critique de chacun.

L'intérêt des professionnels de la santé

Une petite enquête de proximité sur le micro-régime nous a permis de découvrir que, parmi les hommes et femmes qui suivaient ou avaient suivi un micro-régime, les professionnels de santé étaient nombreux : pharmaciens, médecins, personnel médical, préparateurs en pharmacie... Cette constatation s'explique : si ces professions ne sont pas épargnées par les problèmes de surpoids, elles sont en revanche très informées et réfractaires aux effets de mode. Elles sont par ailleurs très sensibles aux avantages physiologiques, nutritionnels et diététiques que cumule le micro-régime. Mais deux éléments-clés achèvent de les convaincre : pas de contraintes excessives pendant le régime et une reprise de l'alimentation habituelle après le régime, sans suppression de catégorie d'aliments. « J'aime le chocolat ? Je mange du chocolat. Seule nuance : je n'en dévore plus une demi-tablette, mais quelques carrés. »

Micro-régime en deux versions

■ *Préparations hyperprotéinées...*

La peur des sensations de faim est sans doute un critère décisif en faveur des préparations hyperprotéinées pour micro-régime puisqu'elles sont spécialement conçues pour éviter les fringales. Par ailleurs, l'efficacité, la rapidité et la simplicité de mise en œuvre plaident aussi pour ces produits. D'un autre côté, la participation aux repas en famille vous fera préférer la méthode par alimentation traditionnelle.

Si vous hésitez, procédez à un test des deux formules. Et, « tout bien pesé », commencez par les préparations hyperprotéinées. Elles vous éviteront la sensation ponctuelle de faim et vous garantiront le succès (1 kg de moins !) pour le premier pas.

Une préparation hyperprotéinée pour micro-régime contient :

Protides* : 15 à 18 g

Lipides : 0 à 3 g

Glucides : 2 à 8 g

Kcal : 65 à 85

Vitamines : A, E, B1, B2, PP, B5, C, B6, B12, acide folique, biotine

* *Protéines naturelles issues de protéines végétales (soja sans O.G.M.), protéines lactées et protéines des œufs. Purifiées (sans lipides ni glucides), elles agissent sur la sensation de satiété (le « bol alimentaire » est en effet conservé plus longtemps dans l'estomac avant d'être libéré dans l'intestin).*

L'utilisation de ces produits est simple et les présentations variées. On y trouve de quoi satisfaire les palais les plus exigeants :

– Des boissons conditionnées en sachets (5 saveurs différentes, à reconstituer) et en bouteille.

– Des céréales pour le petit déjeuner.

– Des potages.

– Des omelettes et des terrines de légumes (à reconstituer).

– Des pâtes.

– Des crêpes sucrées, du riz au lait, des flans chocolatés.

– Des barres chocolatées.

Ces saveurs multiples (sucré, salé, parfumé) couvrent l'éventail des goûts et évitent la monotonie ou l'effet repoussoir d'une uniformité alimentaire. Elles se dégustent chaudes ou froides, après dilution et mélange avec de l'eau ou du lait demi-écrémé. Dans le cas des plats chauds, il ne reste plus qu'à les cuire ou à les réchauffer au micro-ondes, après les avoir cuisinés, en y ajoutant des aromates, des herbes, des épices. Attention : ne confondez pas les préparations hyperprotéinées et les substituts de repas. Ces derniers obéissent à un cahier des charges très précis : ils ne peuvent offrir moins de 200 kcal par prise et doivent être équilibrés en protides, lipides et glucides. De ce fait, ils ne répondent pas à l'effet recherché dans un micro-régime qui, rappelons-le, est de perdre un maximum de graisses stockées et non de muscles.

De plus, dans un micro-régime il ne s'agit pas de remplacer un repas mais de compléter un repas léger par les nutriments essentiels, évitant ainsi les carences et le stress de l'organisme provoqués par un régime.

Pour être qualifiée d'hyperprotéinée, une préparation doit contenir plus de 30 % de protéines ainsi que tous les acides aminés, en proportion identique à la protéine de l'œuf qui est pour le législateur la protéine de référence. Elle n'a pas à apporter un minimum de kcalories comme le substitut de repas (les préparations pour micro-régime apportent moins de 85 kcal par prise contre un minimum de 200 kcal pour les substituts).

Nombre de préparations hyperprotéinées à consommer par jour

Jusqu'à 65 kg : 3 ;

De 65 à 80 kg : 3 (+ 1 au goûter si sensation de faim) ;

De 80 à 100 kg : 4 (dont 1 au goûter) ;

Au-delà de 100 kg : 5 (dont 1 au goûter).

■ *... ou alimentation traditionnelle*

Cette version du micro-régime est moins rapide mais, au final, tout aussi fiable que l'usage de préparations hyperprotéinées. La perte de poids s'établit alors entre 600 g et 700 g par semaine pour une femme, et entre 1,2 kg et 1,4 kg pour un homme.

Cette performance moindre s'explique par deux raisons simples :

– Avec les aliments, la mesure des portions (et donc la quantité de protéines) est moins fiable, sauf à peser tous ses aliments et à connaître précisément leurs qualités nutritionnelles. Or, une quantité trop faible de protéines expose à des manifestations de faim ou de fatigue, sources de mauvais résultats et de déception.

Quantité de protéines à consommer par jour

La ration quotidienne de protéines nécessaire à un individu est fonction de son poids et correspond à 1 g de protéines par kilo de poids (c'est la norme française). Elle est primordiale car c'est elle qui assure la protection de la masse musculaire. Ce type de données peut varier légèrement selon les pays ou les organismes. Pour l'OMS, par exemple, la norme est de 0,96 g de protéines par jour.

– Les protéines ne sont pas seules présentes dans les aliments, elles sont associées le plus souvent aux matières grasses et à une petite quantité de glucides ; autant de kcalories supplémentaires.

Le recours au micro-régime par alimentation traditionnelle est minoritaire aujourd'hui car il demande plus d'efforts, ne serait-ce que pour faire les courses, mesurer les portions, cuisiner, etc. Cette formule repose sur la consommation des aliments les plus protéinés. Les viandes, les poissons et les œufs tiendront donc le haut du menu. Ainsi que le petit déjeuner à l'anglaise avec jambon, brouillade ou œuf à la coque (mais sans bacon surgras frit à l'huile !).

La difficulté d'évaluer soi-même cet apport et le risque plus élevé de carences obligent souvent à faire appel à un professionnel de santé, diététicien ou nutritionniste.

Il est incontestable que cette version, contrairement aux préparations toutes faites, apporte des satisfactions précises en répondant à des choix personnels de vie ou à des contraintes individuelles.

Si vous êtes habitué au restaurant, il vous faudra peut-être changer d'adresse pour un temps et trouver une formule plus adaptée. Elles existent, offrant souvent un buffet de crudités à volonté, avec assaisonnement au choix. En dernier ressort, pensez aux repas à emporter.

Déterminez vos poids de santé et de bien-être

Quand vaut-il mieux entreprendre son micro-régime ? Cela dépend de vous, tant pour le jour de la semaine que pour la saison. La personnalité de chacun, ses habitudes alimentaires, et sa perception des saisons entrent en ligne de compte.

Au printemps...

S'il s'agit d'être « prêt pour l'été », avec au départ un léger surpoids, le printemps ou la sortie de l'hiver sont évidemment parfaits. En démarrant mi-avril, on peut avoir perdu 6 kg pour le début du mois de juin, ou 10 kg pour les départs de juillet (le double si l'on est un homme). Les glaces ne sont pas encore tentantes, tandis que les légumes sont déjà au rendez-vous, à moindre coût, dans toutes leurs variétés. On se sent également plus de tonus ; assez par exemple, pour faire un détour et ne plus passer devant cette sacrée pâtisserie...

L'été...

Une saison qui appelle grillades et salades, repas sans façon, crudités et pique-niques... Certains y sont sensibles.

À l'automne ou en hiver...

Ces saisons réputées propices aux grignotages, aux tentations des plats en sauce et aux cuisines bien reconstituantes...

La température descend, il fait humide, les jours raccourcissent. On vit davantage chez soi ; l'organisme tend à prendre 1 ou 2 kg supplémentaires. Même avec des maisons bien isolées, des modes de vie 100 % urbain, le corps persiste à vouloir se protéger du froid !

Il n'y a aucune règle générale cependant : beaucoup de micro-régimes ont été mis en place l'hiver, avec succès. Les bonnes résolutions de la rentrée ou de nouvel an sont tenues avec le micro-régime.

■ *Inaugurez votre cahier de micro-régime*

Pour vous motiver et mesurer vos progrès, nous vous conseillons de réaliser un cahier de micro-régime qui sera en quelque sorte le journal de votre succès.

Un petit format suffit. Pour le commencer, choisissez deux photos souriantes de vous : l'une, actuelle, agréable, mais où vous ne vous trouvez pas à votre avantage, l'autre prise à une époque où vous vous sentiez bien dans votre poids. C'est le poids que nous appellerons par la suite le « poids idéal de bien-être ». Si vous avez 60 ans, ne prenez évidemment pas une photo de vos 18 ans... ou de votre première communion ! Si vous n'avez pas de photo, prenez une photo de magazine, mais c'est moins efficace. Qu'elle soit souriante également. Choisissez une photo de star si le cœur vous en dit.

Collez votre photo de « poids idéal de bien-être » au milieu de la première page... et collez celle de votre poids actuel en dernière page. Encore une fois, qu'elles soient souriantes ! Pensez que celle de votre « poids idéal de bien-être » vous saluera à chaque ouverture du cahier et qu'un jour la photo d'aujourd'hui, en dernière page, vous dira « au revoir », sans regret.

Vous n'avez pas envie de vous livrer à ce petit jeu ? Ce n'est pas grave, mais pensez-y. Le cahier de micro-régime sera un rendez-vous efficace et bienvenu si vous êtes isolé ou solitaire dans votre démarche.

Il vous faut encore vous peser dans les règles. Si ce n'est déjà fait, pesez-vous le matin avant le petit déjeuner, après être allé aux toilettes, nu, pour connaître votre poids actuel.

Vous voilà à pied d'œuvre pour une première semaine de micro-régime. Vous en connaissez désormais les grandes lignes. Alors, à vous de retrouver la vôtre !

Munissez-vous maintenant d'une calculette pour le paragraphe qui suit.

■ *Calculez votre « poids idéal de santé »...*

La toute première étape est de définir votre IMC (ou indice de masse corporelle). Votre poids idéal du point de vue médical se calcule selon une formule mathématique. Vous le constaterez vous-même, ce poids ne correspond pas toujours à celui dans lequel vous êtes bien dans votre peau. Mais il est utile pour une première évaluation du surpoids.

Le calcul de l'IMC repose sur une formule très simple : notez votre poids actuel en kilos, divisez-le deux fois de suite par votre taille en mètre.

Par exemple, Madame, si vous pesez 70 kg pour 1,70 m, votre IMC se calcule en divisant une première fois 70 par 1,70 (soit 41,17), puis en divisant le résultat par 1,70 (soit 24,2). 24,2 est donc votre IMC.

Mon IMC = ...

Regardons ce résultat :

– Si votre IMC est inférieur à 23 (pour une femme) ou 25 (pour un homme), vous ne présentez aucune surcharge pondérale selon ce critère ;

– Si votre IMC est compris entre 23 ou 25 (selon votre sexe) et 30, vous êtes en surpoids ;

– Si votre IMC est supérieur à 30, vous souffrez d'obésité.

Pour connaître **votre poids idéal de santé**, multipliez votre taille (en mètre) par elle-même, puis par 23 si vous êtes une femme ou par 25 si vous êtes un homme :

Poids idéal de santé (femme) = (T x T) x 23

Poids idéal de santé (homme) = (T x T) x 25

T = votre taille en mètre

Dans notre exemple, Madame, votre poids idéal de santé selon l'IMC, est de (1,70 x 1,70) x 23, soit 66,5 kg.

Mon poids idéal de santé = ... kg

L'IMC n'est pas un diktat. Il permet de sensibiliser ceux qui frisent l'obésité et de ramener à de plus justes proportions des inquiétudes de santé fréquemment dramatisées pour un surpoids léger. C'est en ce sens qu'il faut le comprendre : un témoin statistique qui peut d'un côté alerter et de l'autre, rassurer. Il faut encore l'affiner ou le tempérer devant les cas individuels majoritaires, ceux qui se situent dans la fourchette 23/30 chez la femme ou 25/30 chez l'homme.

L'équation ne dit pas tout : la « ligne », les proportions, la masse musculaire ou la graisse mal placée sont exclues de ce calcul. Il est fréquent de rencontrer un IMC inférieur à 23 chez une femme (ou 25 chez un homme) ayant un vrai besoin de maigrir, en raison de la localisation des graisses.

■ *... Et votre nombre de kilos à perdre*

Pour savoir enfin combien de kilos il vous faudrait perdre selon cette formule, soustrayez simplement votre poids idéal de santé de P, votre poids actuel.

Dans notre exemple, le nombre de kilos à perdre est de 70 – 66,5, soit 3,5 kg.

Mes kilos à perdre = ... kg

Vous connaissez maintenant votre « poids idéal de santé » selon l'IMC, nommé également « Body Mass Index » ou BMI (il s'exprime souvent ainsi en anglais, même dans le Journal officiel français !)

Ce n'est pas tout à fait ce à quoi vous vous attendiez ?

Votre poids actuel est inférieur à votre IMC : Vous êtes rassuré, vous êtes dans la norme sur le plan médical. Un poids légèrement inférieur à l'IMC va dans le bon sens, celui d'une espérance de vie plus grande. Pourtant vous voulez perdre encore quelques kilos pour vous sentir bien et atteindre votre « poids idéal de bien-être ». L'objectif de votre micro-régime sera d'annuler cette différence de kilos.

Votre poids actuel est supérieur à votre IMC : Ne vous faites pas de souci, vous allez pouvoir vous fixer un objectif de « poids idéal de santé » grâce à l'idée plus précise que vous avez de votre surpoids.

Le micro-régime va vous aider à tendre vers ce **poids idéal de santé**, avant d'atteindre votre **poids idéal de bien-être**.

Le **poids idéal de bien-être** (ou poids de forme) est celui dans lequel vous vous sentez bien. Il ne correspond pas forcément à votre poids idéal de santé, il peut être légèrement plus élevé ou plus bas. Dans les faits, l'un et l'autre ne sont pas superposables. Car, on le verra tout au long de cet ouvrage, bien des données scientifiques et statistiques doivent être modulées selon les individus. La détermination de l'objectif d'amaigrissement se révèle parfois l'un des aspects les plus délicats de toute démarche de régime : à elle seule, elle peut justifier de recourir à un professionnel compétent : nutritionniste, diététicien...

■ *Les tailles de vêtements : un indicateur parlant*

Si vous avez décidé de maigrir seul, ou si vous réfléchissez à votre objectif avant un entretien avec un spécialiste du micro-régime, prenez le temps d'une autre évaluation, complémentaire et éclairante, de votre « poids idéal de bien-être ».

Quelle taille de vêtements portez-vous aujourd'hui... et quelle taille de vêtements serait idéale ? Voilà une première indication.

Passez à la seconde, qui est plus pertinente encore. Ouvrez vos placards et regardez la garde-robe que vous ne pouvez plus porter, celle qui correspond au poids habituel, durable, dans lequel vous vous sentiez bien physiquement et psychologiquement. Notez le nombre de tailles de différence avec vos mesures actuelles, et faites le calcul des kilos à perdre.

Une différence de taille vaut entre 3 et 4 kg (selon les corpulences et les localisations du surpoids). Elle sera de 3 kg si vous êtes plutôt androïde (c'est-à-dire avec un tour de taille supérieur ou égal à votre tour de hanches) et de 4 kg si vous êtes davantage gynoïde (un tour de hanches bien supérieur au tour de taille).

Pour une morphologie androïde :
(différence de tailles) x 3 = ... kg à perdre

Pour une morphologie gynoïde :
(différence de tailles) x 4 = ... kg à perdre

Chez l'homme, le même raisonnement peut s'appliquer avec autant d'efficacité aux crans de ceinture.

Nombre de crans en moins x 3 = ... kg à perdre

Vous disposez désormais d'une autre évaluation, celle du « poids idéal de bien-être ». Nous l'avons noté plus haut, elle est en général sensiblement inférieure aux idées préconçues, comme au résultat de l'IMC, en particulier chez la femme. Cette évaluation est plus juste, plus en phase avec votre vie. Elle correspond aussi à l'histoire de la prise de poids, dont le premier indice est généralement la ceinture, bien plus que la balance, ou le miroir qui est longtemps trompeur.

Voilà une échelle d'appréciation très fiable entre les tailles 38 et 52. Elle est très utile car elle est à la fois réaliste en termes d'objectif et en harmonie avec le mental et le bien-être.

Reste que pour descendre d'une taille de ceinture, il vous faudra trois semaines de micro-régime avec préparations hyperprotéinées, quatre à cinq semaines avec la version par alimentation traditionnelle. Cela reste très raisonnable et efficace, puisque la stabilisation est incluse.

Pour deux tailles à perdre, comptez près de deux mois de micro-régime par alimentation traditionnelle (contre six semaines avec les préparations hyperprotéinées). Ce n'est pas excessif. À vous de voir, selon vos différents critères, dont celui du temps. Il n'est pas forcément aussi important qu'on l'imagine. L'essentiel est de bien maigrir et non de maigrir « très vite ».

■ *L'objectif réaliste est aussi psychologique*

Rien de plus simple. Passer du 42 au 38 ou du 46 au 42, ce n'est perdre que deux tailles, après tout, soit 7 ou 8 kg, au maximum... en aucun cas, 10 ou 12 kg et plus, comme on a tendance à se l'imaginer spontanément.

On économise du même coup toute l'énergie mise à se fixer des objectifs initiaux trop éloignés, trop difficiles, puis à les réévaluer. À se sur-solliciter ou à se dire « *Si j'en fais les trois quarts ou bien les deux tiers...* »

En particulier, on évite la duplicité consciente ou inconsciente des « *Fixons l'impossible... ce sera toujours ça de pris* ». S'imposer l'impossible ou se représenter l'objectif comme tel, prépare à ne pas l'atteindre. Par exemple, ne rêvez pas sur un « poids de bien-être » qui serait celui d'il y a 20 ans.

Votre « poids idéal de santé » peut être votre bon poids. En visant d'abord cet objectif, avant votre « poids idéal de bien-être », vous avez la quasi-certitude d'atteindre votre objectif final. Et vous l'atteindrez avec ses propriétés associées de tonus physique et mental, de pleine satisfaction et de réussite. Perdre quelques kilos supplémentaires, ces éternels « derniers kilos », est plus facile quand on se sent bien.

■ *À noter sur votre cahier de micro-régime*

Écrivez sur la dernière page de votre cahier de micro-régime, juste au-dessus de la photo que vous n'aimez pas :
« **Mon poids actuel est de .... kg** ».

Écrivez maintenant en dessous :
« **Mon poids idéal de santé est de .... kg** ».
Datez.

Puis écrivez en dessous :
« **Mon poids idéal de bien-être est de .... kg** ».
Datez. Voilà un pense-bête efficace... si vous craignez

d'oublier votre poids idéal de santé et de ne pas reconsidérer raisonnablement la question en temps et en heure !

Maintenant, revenez à la première page. Sous la photo que vous aimez, inscrivez :

« **Mon objectif est de .... kg** ». Entourez le chiffre au feutre de couleur vive, soulignez-le ou désignez-le par une flèche. Qu'il soit bien visible !

Quelques lignes plus bas, inscrivez :

« **Je dois perdre .... kg** ».

Ça y est ? Vous êtes prêt ? Si vous êtes prêt, datez à nouveau ! C'est parti.

Groupes d'aliments et quantités à consommer

Faisons le point sur les groupes d'aliments et les quantités journalières à consommer pour mieux comprendre ensuite l'exposé des journées types de micro-régime.

■ *Les aliments protéinés*

Rappelez-vous bien la règle : l'apport quotidien de protéines doit être de 1 g par kilo de poids actuel. Elle va avoir une influence sensible sur votre journée.

Les protéines sont composées d'acides aminés. On dénombre vingt acides aminés, dont huit sont indispensables (plus un neuvième chez l'enfant). Ce qui fait la haute valeur biologique d'une protéine, c'est la présence de l'ensemble de ces acides aminés indispensables dans des proportions précises.

La protéine de référence est celle de l'œuf (cotée 100). Elle sert d'étalon pour évaluer la qualité des autres protéines. La déficience d'une protéine en un ou plusieurs acides aminés peut être compensée par la richesse d'une autre qui sera consommée en même temps (on parle alors de complémentarité des protéines). Par exemple, il est souhaitable d'associer une source de protéines végétales à une source de protéines animales. Car les protéines d'origine animale (viande, poisson, œufs, abats, produits laitiers) sont dotées d'une haute valeur biologique tandis que celles d'origine végétale (féculents, céréales et légumes secs, etc.) ont une valeur biologique moins élevée. Dans le cadre d'une alimentation équilibrée, les protéines animales représentent 2/3 de l'apport protidique total. Point essentiel : ne confondons pas « kcalories » et « protéines », ni « poids d'un aliment » et « teneur en grammes de protéines ». Ainsi, 110 g de steak ne représentent que 18 à 20 g de protéines !

Mon poids actuel	**Mon besoin de protéines par jour**
.... kg	**........ g**

Tableau des équivalences protidiques

20 g de protéines sont apportés par :

- 100 à 120 g de viande maigre ou abats :
- 120 g de poisson,
- 150 g de chair de crustacés (10 bouquets, 18 huîtres ou 1 litre de moules, par ex.) ;
- 3 œufs ;
- 80 g de fromage « maigre » à 20 % de MG ;
- 250 g de fromage blanc à 20 % de MG.

N.B. : – Viandes et poissons doivent être pesés crus.
– Une préparation hyperprotéinée pour micro-régime = 15 à 18 g de protéines.

Alimentation traditionnelle
viandes – poissons – œufs* :
combien en consommer par jour
(dans le cadre d'un micro-régime)

Jusqu'à 65 kg	: 200 g de viande ou de poisson ;
De 65 à 80 kg	: 300 g de viande ou de poisson ;
De 80 à 100 kg	: 400 g de viande ou de poisson ;
Au-delà de 100 kg	: 500 g de viande ou de poisson.

* *Pas plus de 3 œufs/jour. Les œufs sont déconseillés aux personnes ayant trop de cholestérol.*

Ces quantités indicatives de viande, de poisson et d'œufs tiennent compte d'un apport complémentaire de protéines par le reste des aliments consommés dans la journée : le pain, les laitages, les pâtes ou les féculents.

Mangez du poisson

Ses bienfaits sont remarquables à plusieurs titres : le poisson le plus gras (saumon, truite saumonée, sardine, maquereau, thon, hareng, alose, anguille, barbue, sprat...) est moins calorique que la viande la plus maigre (volaille, lapin, cheval, veau, filet de bœuf, jambon blanc découenné dégraissé). Pensez à inclure ces poissons dans vos menus, d'autant que leurs graisses sont de très bonne qualité (graisses mono et poly-insaturées favorisant la synthèse des fameux oméga 3 et oméga 6). Retenez que les acides gras essentiels des poissons gras font baisser l'excès de cholestérol et de triglycérides et aident le corps à fabriquer du bon cholestérol. Les protéines de poisson sont très digestes. C'est pourquoi il est recommandé au moment du dîner. Compte tenu de toutes les qualités dont il se pare, vous pouvez manger du poisson aussi souvent que vous le voulez.

Achetez des poissons sauvages plutôt que d'élevage (qui sont plus gras). Enfin, privilégiez les cuissons douces, sans matières grasses.

■ *Légumes et matières grasses : les deux règles*

Il ne reste plus que deux règles à poser et vous aurez établi votre trame de base de micro-régime, pour la phase des trois jours de perte de poids.

Ces deux règles sont fondamentales, que l'on choisisse un micro-régime avec préparations hyperprotéinées ou par alimentation traditionnelle.

Légumes : tous et à volonté, excepté les féculents et les légumes sucrés

En clair, sont exclus : les carottes, les petits pois, la betterave rouge, le maïs et, bien sûr, les pommes de terre, le riz, les lentilles, les haricots secs, etc. Tous les autres légumes sont autorisés. Et pensez aux champignons qui s'assimilent aux légumes par l'usage. Vous les consommerez crus ou cuits à la vapeur, à l'étouffée, en papillotes, au four, à la poêle, etc. Cuits correctement, les légumes ont plus de goût et gardent leurs qualités nutritionnelles. En particulier les antioxydants qui aident à lutter contre les radicaux libres, responsables du vieillissement des cellules. Pour les accommoder, ajoutez sel, poivre, moutarde, jus de citron, herbes ou aromates.

Matières grasses : équivalent de 1 cuil. à soupe d'huile par jour

Cet équivalent peut se présenter sous la forme de 3 cuil. à soupe de crème fraîche (à 8 % de MG), 30 g de crème fraîche à 35 % de MG (4 cuil. à café), 60 g de crème fraîche à 15 % de MG (8 cuil. à café), ou 1 noix de beurre (10 g).

Notez que les cuillerées sont rases et que vous êtes libre de répartir cette matière grasse à votre convenance : de la prendre en totalité dans un seul repas, de la répartir entre sauces et cuisson (la poêlée de légumes est un grand classique). Mais ne dépassez jamais ces quantités. Au restaurant... orientez-vous plutôt vers des plats cuisinés à la vapeur.

■ *Les laitages : à votre convenance*

Les laitages comme le yaourt nature, la faisselle, le petit-suisse ou le fromage blanc frais apportent des protéines de bonne qualité. Ils figurent donc dans votre programme, dans les collations et aux principaux repas. Leur teneur en matière grasse ne fait l'objet d'aucun impératif puisqu'elle n'influe que très peu sur le résultat. Vous pouvez donc choisir le laitage que vous aimez, qu'il soit à 0 % ou à 40 % de matières grasses.

Équivalences :

12,5 cl de lait demi-écrémé (2/3 de bol)

= 1 yaourt nature ;

= 30 g de fromage à 45 % de MG ;

= 150 g de fromage blanc à 20 % de MG ;

= 2 petits-suisses.

■ *Évitez les fruits les plus sucrés*

De teneur glucidique variable, il convient de distinguer les fruits les plus sucrés des autres. Vous pouvez tout de même les consommer en respectant les quantités données dans les équivalences ci-dessous résumées.

Seule la banane est déconseillée car elle est très riche en amidon.

Dans un micro-régime par alimentation traditionnelle, vous pourrez prendre jusqu'à trois fruits par jour (crus, en jus, en compotes, etc.). Dans un micro-régime avec des préparations hyperprotéinées, vous vous limiterez à un seul fruit par jour. N'oubliez pas – pour vous consoler – que vous aurez la liberté d'en manger davantage pendant les 4 jours de stabilisation.

Équivalences :

1 portion de fruit conseillée

= 300 g de melon, pastèque ;

= 250 g de fraises, framboises, mûres, cassis ;

= 150 g d'ananas (= 1 tranche d'ananas frais) ;

= 100 g mangue ;

= 1/2 pamplemousse ;

= 1 pomme, poire, orange, kaki, figue fraîche, petite banane ;

= 2 petites pêches, petits brugnons, kiwis ;

= 3 clémentines, abricots, prunes ;

= 4 nèfles ;

= 15 à 20 grains de raisin ;

= 15 cerises.

Pour vous guider plus sûrement, le chapitre suivant vous propose deux journées types de micro-régime : la première par alimentation traditionnelle et la seconde avec les préparations hyperprotéinées.

Une journée type de micro-régime

Une journée type par alimentation traditionnelle

Le principe de 3 jours de perte de poids repose, rappelons-le, sur ce triple objectif :

1 – Assurer un apport protidique satisfaisant (en fonction de votre poids) ;

2 – Respecter la quantité de 10 g de matières grasses (= 1 cuil. à soupe d'huile) ;

3 – Réduire l'apport des glucides (présents dans les féculents, légumes sucrés, fruits, boissons sucrées et autres sucreries).

Autre idée-force du micro-régime : ne jamais ressentir ni faim ni fatigue. Si le cas se présentait, une collation le matin et/ou un goûter l'après-midi viendraient s'ajouter aux 3 repas de la journée.

■ *Le petit déjeuner*

Règle d'or : on ne commence jamais une journée sans manger.

– En mettant fin au jeûne de la nuit, le petit déjeuner constitue la base nutritionnelle de la journée. Il donne à l'organisme l'énergie nécessaire pour démarrer « à plein régime » et permet de faire face à toutes les dépenses d'énergie de la matinée.

– S'il est équilibré, il réduira la sensation de faim, voire le « coup de barre » de la matinée. Plus de fringale intempestive ni d'envie de grignoter tout ce qui vous tombe sous la main !

– S'il est négligé, c'est l'équilibre alimentaire de toute votre journée qui est compromis car la part de nutriments qui aurait dû être consommée n'est pas compensée durant la journée.

Pour résumer, une journée ne commence bien que lorsqu'elle a réservé au petit déjeuner la place qui lui revient : la première. Le petit déjeuner doit être d'autant plus consistant qu'il est sans doute le repas le plus difficile à modifier sur le plan des habitudes alimentaires.

Nous l'avons déjà dit, oublier le petit déjeuner ou se contenter d'un bol de café est décidément une mauvaise habitude. Mais on ne change pas comme cela toute une vie sur un point aussi sensible. En introduisant tout simplement une collation à 10 heures, on peut « corriger » cette mauvaise habitude.

Petit déjeuner type

(Pour une personne dans la tranche de poids de 65 à 80 kg)

• 1 thé, café, infusion, tisane, eau plate ou pétillante sans sucre (édulcorant autorisé), lait demi-écrémé autorisé ;

• 1 tranche de jambon blanc découenné dégraissé ou 1 œuf * ;

• 40 g (1/8) de pain baguette ou 2 biscottes ou 40 g de céréales** ;

• 1 laitage au choix, sans sucre (édulcorant autorisé), jusqu'à 40 % de MG : 1 yaourt nature ou 150 g de fromage blanc ou 1 petite faisselle ;

ou 30 g de fromage à 45 % de MG (fromage sec de préférence) ;

Facultatif :

• 1 jus de fruits frais ou 1 fruit (tous sauf banane)

• 1 cuil. à soupe de confiture de fruits ou de compote de fruits sans sucre ajouté.

La ration de beurre que vous mettrez sur le pain sera à déduire de la part totale de matières grasses que vous pouvez consommer par jour (1 cuil. à soupe d'huile).

** Au choix : durs, brouillés, sur le plat ou à la coque.*

*** 40 g de céréales correspondent à un bol. Vous y ajouterez du lait demi-écrémé ou 1 yaourt nature.*

Petit déjeuner à l'anglaise

- I thé sans sucre (édulcorant autorisé), lait demi-écrémé autorisé ;
- I tranche de jambon blanc découenné dégraissé ;
- I œuf sur le plat ou brouillé* ;
- 40 g de pain ;
- I yaourt nature sans sucre (édulcorant autorisé).

Facultatif :

- I jus de fruits frais ;
- I cuil. à soupe de confiture de fruits ou de compote de fruits sans sucre ajouté.

* *Vous pouvez allez jusqu'à 2 œufs brouillés.*

■ *Si la matinée est trop longue... une collation*

En apportant essentiellement des protéines, cette collation soulage la petite faim, signe que le petit déjeuner n'a pas été suffisant pour tenir le coup jusqu'au déjeuner.

– I thé, café, infusion, tisane, eau plate ou pétillante sans sucre (édulcorant autorisé) ;

– I laitage au choix : I yaourt nature ou 150 g de fromage blanc, sans sucre (édulcorant autorisé) ou I yaourt aux fruits sans sucre ajouté ;

– ou I fruit (tous sauf banane), si on ne l'a pas pris au petit déjeuner.

■ *Le déjeuner*

Ce repas ne doit pas, lui non plus, être expédié et encore moins être absent de votre emploi du temps. Plus question de se contenter d'un sandwich ou d'une petite salade ! Faites une vraie pause.

Le déjeuner que nous vous proposons comprend des protéines, des lipides (en petite quantité) et des glucides. Dans ces conditions idéales, l'organisme va poursuivre et achever la reconstruction des cellules grâce au carburant que vous lui aurez fourni.

Plus de sensation de lourdeur ni de somnolence qui surgissent après un repas trop copieux ou mal équilibré. Enfin, il ne vous interdit pas le verre de vin ni le café en fin de repas.

Déjeuner type

• 1 entrée (crudités, salade verte) à volonté parmi les légumes autorisés, assaisonnée de 1 cuil. à soupe d'huile* + jus de citron, moutarde, herbes, etc.) ;

• 1 viande ** ou poisson ou œufs***, quantité selon poids (voir p. 48) ;

• Légumes à volonté parmi les légumes autorisés (voir p. 50) ;

• 1 laitage au choix, sans sucre (édulcorant autorisé), jusqu'à 40 % de MG : 1 yaourt nature ou 150 g de fromage blanc ou 1 petite faisselle ;

ou 30 g de fromage à 45 % de MG (fromage sec de préférence) ;

• 1 fruit (tous sauf banane).

Facultatif :

• 1 verre de vin ;

• 1 café.

* *1 cuil. à soupe d'huile est la ration pour la journée entière.*

** *Vous pouvez remplacer la viande par des fruits de mer, des moules marinières par exemple ou un plateau d'huîtres et de bigorneaux. Ne vous en privez pas, c'est excellent sur le plan nutritionnel.*

*** *Pas plus de 3 œufs par jour.*

• Le poisson se cuisine de multiples façons : à la vapeur, en court-bouillon, en papillotes, grillé et arrosé d'un jus de citron. Un filet d'huile d'olive ou une noix de beurre ne vous sont pas interdits si vous n'en utilisez pas pour assaisonner vos crudités. N'oubliez pas les fines herbes, épices et autres aromates – frais ou lyophilisés – pour relever la saveur d'un saumon, d'un filet de merlan ou de flétan.

• Pensez à cuisiner la crème fraîche liquide à 8 % de MG à la place de la cuillerée d'huile.

• Permettez-vous toutes les fantaisies avec les légumes. Enrichissez la gamme de vos vinaigrettes, chaudes ou froides, en jouant par exemple sur les vinaigres aromatisés (de noix, de miel, d'échalote, de cidre, de xérès, balsamique, etc.) ou les herbes (basilic, persil, ciboulette, etc.). Les légumes pourront être braisés, cuits à la vapeur, au four, sautés dans une poêle ou au wok, grillés. Jamais vous ne vous en lasserez !

■ *Le goûter*

Il est facultatif et se prend seulement pour apaiser une sensation de faim, grâce à un laitage et sans oublier la boisson (thé, café, infusion, tisane, eau plate ou pétillante sans sucre (édulcorant autorisé).

■ *Le dîner*

Si vous choisissez une viande, prenez plutôt une viande maigre (poulet par exemple) et grillez-la. Vous pouvez encore ajouter le potage à la liste des modes de préparation des légumes. Pour le reste, comme le déjeuner, le dîner repose sur un équilibre des nutriments. Rien ne manque : ni protéines, ni glucides, ni lipides. Vous vous reporterez aux tableaux du déjeuner pour les proportions et listes d'aliments.

Dîner type

• I entrée (crudités, salade verte) à volonté parmi les légumes autorisés, assaisonnée de I cuil. à soupe d'huile* + jus de citron, moutarde, herbes, etc.) ;

• I viande** ou poisson ou œufs***, quantité selon poids (voir p. 49) ;

• Légumes à volonté parmi les légumes autorisés (voir p. 50) ;

• I laitage au choix, sans sucre (édulcorant autorisé), jusqu'à 40 % de MG : I yaourt nature ou 150 g de fromage blanc ou I petite faisselle ;

ou 30 g de fromage à 45 % de MG (fromage sec de préférence) ;

• I fruit (tous sauf banane).

Facultatif :

• I verre de vin ;

• I café.

* *I cuil. à soupe d'huile est la ration pour la journée entière.*

** *Vous pouvez remplacer la viande par des fruits de mer, des moules marinières par exemple ou un plateau d'huîtres et de bigorneaux. Ne vous en privez pas, c'est excellent sur le plan nutritionnel.*

*** *Pas plus de 3 œufs par jour.*

Vous le constatez : la grille de base est extrêmement simple. Pas de surprise, sont exclus des repas la charcuterie (à l'exception du jambon blanc découenné dégraissé) et le grignotage. La grille restreint également très fortement sucres (qu'ils soient lents ou rapides) et graisses. Bien des choses tombent dès lors sous le sens : pas de noix, noisettes, cacahuètes, chocolat ou chips devant la télé à 22 heures.

La journée type par alimentation traditionnelle

Pour cette journée, vous utiliserez des aliments courants, des protéines végétales et animales

Le petit déjeuner

• 1 thé, café, infusion, tisane, eau plate ou pétillante sans sucre (édulcorant autorisé), lait demi-écrémé autorisé ;

• 1 tranche de jambon blanc découenné dégraissé ou 1 œuf* à la coque, dur, sur le plat, brouillé ;

• 40 g (1/8) de pain baguette ou 2 biscottes ou 40 g de céréales ;

• 1 laitage au choix, sans sucre (édulcorant autorisé), jusqu'à 40 % de MG : yaourt nature ou yaourt aux fruits sans sucre ajouté ou 150 g de fromage blanc ou 1 petite faisselle (100 à 125 g) ou 2 petits-suisses.

Facultatif :

• 1 jus de fruits frais ou 1 fruit (tous sauf banane).

• 1 cuil. à soupe de confiture de fruits sans sucre ajouté ou de compote de fruits sans sucre ajouté.

La collation (facultatif)

• 1 thé, café, infusion, tisane, eau plate ou pétillante sans sucre (édulcorant autorisé) ;

• 1 laitage au choix, sans sucre (édulcorant autorisé), jusqu'à 40 % de MG : yaourt nature ou yaourt aux fruits sans sucre ajouté ou 150 g de fromage blanc ou 1 petite faisselle (100 à 125 g) ou 2 petits-suisses ;

ou 1 fruit de saison si on ne l'a pas pris au petit déjeuner (tous sauf banane).

Le déjeuner (tableau des quantités p. 49)

• 1 viande maigre ou 1 poisson maigre (quantité selon poids) ou œufs* ;

• Légumes crus ou cuits, à volonté (en entrée, accompagnement, salade) parmi les légumes autorisés ;

• Assaisonnement : 1 cuil. à soupe d'huile** + jus de citron, moutarde, herbes, etc. ;

• 1 laitage au choix, sans sucre (édulcorant autorisé), jusqu'à 40 % de MG : yaourt nature ou yaourt aux fruits sans sucre ajouté ou 150 g de fromage blanc ou 1 petite faisselle (100 à 125 g) ou 2 petits-suisses ;

ou 30 g de fromage à 45 % de MG (chèvre sec de préférence) ;

• 1 fruit de saison (tous sauf banane).

Facultatif :

• 1 café ;

• 1 verre de vin.

Le goûter (facultatif)

• 1 thé, café, infusion, tisane, eau plate ou pétillante sans sucre (édulcorant autorisé) ;

• 1 laitage au choix, sans sucre (édulcorant autorisé), jusqu'à 40 % de MG : yaourt nature ou yaourt aux fruits sans sucre ajouté ou 150 g de fromage blanc ou 1 petite faisselle (100 à 125 g) ;

Le dîner (tableau des quantités p. 49)

• 1 viande maigre ou 1 poisson maigre (quantité selon poids) ou œufs* ;

• Légumes crus ou cuits, à volonté (en entrée, accompagnement, salade) parmi les légumes autorisés ;

• Assaisonnement : 1 cuil. à soupe d'huile** + jus de citron, moutarde, herbes, etc.

• 1 laitage au choix, sans sucre (édulcorant autorisé), jusqu'à 40 % de MG : yaourt nature ou yaourt aux fruits sans sucre ajouté ou 150 g de fromage blanc ou 1 petite faisselle (100 à 125 g) ou 2 petits-suisses.

• 1 fruit de saison (tous sauf banane).

Facultatif :

• 1 café ;

• 1 verre de vin.

ENSUITE... 4 jours de stabilisation par semaine (voir p. 105)

N'oubliez pas qu'après ces 3 jours, vous aurez 4 jours de stabilisation.

Pendant ces 4 jours, vous pourrez manger de tout, mais en réduisant de moitié vos portions habituelles.

* *Vous pouvez aller jusqu'à 2 œufs brouillés. Pas plus de 3 œufs par jour.*

** *1 cuil. à soupe d'huile est la ration pour la journée entière.*

Ma journée personnelle par alimentation traditionnelle

Pour cette journée, vous utiliserez des aliments courants, des protéines végétales et animales

Le petit déjeuner (tableau des quantités p. 59)

• .... tranche de jambon blanc découenné dégraissé ou .... œuf* (à la coque, dur, sur le plat, brouillé) ;

• .... g de pain baguette ou .... biscottes ;

• Laitage au choix, sans sucre (édulcorant autorisé), MG jusqu'à 40 % : .... yaourt nature ou .... yaourt aux fruits sans sucre ajouté ou .... g de fromage blanc ou .... petite faisselle (100 à 125 g) ou .... petits-suisses

Facultatif :

• .... jus de fruits frais ou .... fruit (tous sauf banane) ;

• .... cuil. à soupe de confiture de fruits sans sucre ajouté ou .... cuil. à soupe de compote de fruits sans sucre ajouté ;

• .... thé, café, infusion, tisane, eau plate ou pétillante sans sucre (édulcorant autorisé) ;

+ .... lait demi-écrémé.

La collation (facultatif)

• Laitage au choix, sans sucre (édulcorant autorisé), MG jusqu'à 40 % : .... yaourt nature ou .... yaourt aux fruits sans sucre ajouté ou .... g de fromage blanc ou .... petite faisselle (100 à 125 g) ou .... petits-suisses ;

ou .... fruit, si on ne l'a pas pris au petit déjeuner (tous sauf banane) ;

• .... thé, café, infusion, tisane, eau plate ou pétillante sans sucre (édulcorant autorisé).

Le déjeuner (tableau des quantités p. 61)

• .... g de viande maigre ou .... g de poisson maigre ou .... œufs* ;

• .... légumes crus ou cuits, à volonté (en entrée, accompagnement, salade) parmi les légumes autorisés ;

• Assaisonnement : .... cuil. à soupe d'huile** + jus de citron, moutarde, herbes, etc.

• Laitage au choix, sans sucre (édulcorant autorisé), MG jusqu'à 40 % : .... yaourt nature ou .... yaourt aux fruits sans sucre ajouté ou .... g de fromage blanc ou .... petite faisselle (100 à 125 g) ou .... petits-suisses.

ou .... g de fromage à 45 % de MG (chèvre sec de préférence) ;

• .... fruit (tous sauf banane).

Facultatif :

• .... café ;

• .... verre de vin.

Le goûter (facultatif)

• Laitage au choix, sans sucre (édulcorant autorisé), MG jusqu'à 40 % : .... yaourt nature ou .... yaourt aux fruits sans sucre ajouté ou .... g de fromage blanc ou .... petite faisselle (100 à 125 g) ou .... petits-suisses.

• thé, café, infusion, tisane, eau plate ou pétillante sans sucre (édulcorant autorisé).

Le dîner (tableau des quantités p. 63)

• .... g de viande maigre ou .... g de poisson maigre ou .... œufs * ;

• .... légumes crus ou cuits, à volonté (en entrée, accompagnement, salade) parmi les légumes autorisés ;

• Assaisonnement : .... cuil. à soupe d'huile* + jus de citron, moutarde, herbes, etc.

• Laitage au choix, sans sucre (édulcorant autorisé), MG jusqu'à 40 % : .... yaourt nature ou .... yaourt aux fruits sans sucre ajouté ou .... g de fromage blanc ou .... petite faisselle (100 à 125 g) ou .... petits-suisses.

ou .... g de fromage à 45 % de MG (chèvre sec de préférence) ;

• .... fruit (tous sauf banane).

Facultatif :

• .... café ;

• .... verre de vin.

ENSUITE... 4 jours de stabilisation par semaine (voir p. 105)

N'oubliez pas qu'après ces 3 jours, vous aurez 4 jours de stabilisation.

Pendant ces 4 jours, vous pourrez manger de tout, mais en réduisant de moitié vos portions habituelles.

* *Vous pouvez aller jusqu'à 2 œufs brouillés. Pas plus de 3 œufs par jour.*

** *1 cuil. à soupe d'huile est la ration pour la journée entière.*

Une journée type avec préparations hyperprotéinées

La même introduction vaut pour le micro-régime avec préparations hyperprotéinées : vous ne devez pas faire l'économie du premier repas de la journée.

Continuez à déguster votre thé ou café et une tartine au petit déjeuner. Le micro-régime a choisi de favoriser une prise en charge autonome et durable.

Si neuf personnes sur dix prennent la saveur chocolatée ou café dans le vaste choix des préparations hyperprotéinées, d'autres préfèrent les crêpes, le riz au lait ou les céréales. Et si manger dès le saut du lit vous est impossible, déplacez la préparation hyperprotéinée du petit déjeuner jusqu'à la collation de 10 heures.

Le petit déjeuner

Petit déjeuner type

- 1 thé, café, infusion, tisane, eau plate ou pétillante sans sucre (édulcorant autorisé), lait demi-écrémé autorisé ;
- 1 préparation hyperprotéinée pour micro-régime ;
- 40 g de pain ou 1/8 de baguette ou 2 biscottes.

Facultatif :

- 1 jus de fruits frais ou 1 fruit* (tous sauf banane) ;
- 1 cuil. à soupe de confiture de fruits ou de compote de fruits sans sucre ajouté.

* *Dans la limite de 1 fruit par jour.*

La collation

Elle est facultative et se prend pour calmer une sensation de faim.

– 1 thé, café, infusion, tisane, eau plate ou pétillante sans sucre (édulcorant autorisé) ;

– 1 barre chocolatée hyperprotéinée pour micro-régime.

Le déjeuner

Vous prendrez une préparation hyperprotéinée pour micro-régime en remplacement des aliments protidiques du déjeuner par alimentation traditionnelle. Vous aurez le choix entre :

– des pâtes, que vous pourrez accommoder selon votre goût ;

– ou une omelette à laquelle vous pourrez ajouter des herbes, des champignons, des tomates, des poivrons, etc. ;

– ou une terrine de légumes ;

– ou un potage qui sera relevé par du poivre, du curry ou toute autre épice.

Déjeuner type

• 1 entrée (crudités, salade verte) à volonté parmi les légumes autorisés, assaisonnée de 1 cuil. à soupe d'huile* + jus de citron, moutarde, herbes, etc.) ;

• 1 préparation hyperprotéinée ;

• Légumes à volonté parmi les légumes autorisés (voir p. 50) ;

• 1 laitage au choix, sans sucre (édulcorant autorisé), jusqu'à 40 % de MG : 1 yaourt nature ou 150 g de fromage blanc ou 1 petite faisselle (100 à 125 g), ou 2 petits-suisses ;

ou 30 g de fromage à 45 % de MG (fromage sec de préférence).

Facultatif :

– 1 fruit (tous sauf banane) dans la limite de 1 fruit par jour ;

– 1 verre de vin ;

– 1 café.

* *1 cuil. à soupe d'huile est la ration pour la journée entière.*

Pour l'assaisonnement des légumes, encore une fois, usez et abusez du citron, de condiments, d'épices (noix de muscade, cardamome, safran, paprika, cumin, coriandre, etc.) et d'herbes (laurier, thym, origan, estragon, etc.).

■ *Le goûter*

Il est facultatif et se prend en cas de sensation de faim.

– 1 thé, café, infusion, tisane, eau plate ou pétillante sans sucre (édulcorant autorisé) ;

– 1 barre chocolatée hyperprotéinée pour micro-régime.

Si vous pesez plus de 80 kg :

– 1 chocolat chaud hyperprotéiné (15 à 18 g de protéines).

■ *Le dîner*

Il suit le même principe que le déjeuner, sans oublier le verre de vin et le café si vous ne pouvez pas vous en passer.

Dîner type

– 1 entrée (crudités, salade verte) à volonté parmi les légumes autorisés, assaisonnée de 1 cuil. à soupe d'huile* + jus de citron, moutarde, herbes, etc. ;

– 1 préparation hyperprotéinée ;

– Légumes à volonté parmi les légumes autorisés (voir p. 50) ;

– 1 laitage au choix, sans sucre (édulcorant autorisé), jusqu'à 40 % de MG : 1 yaourt nature ou 150 g de fromage blanc ou 1 petite faisselle (100 à 125 g), ou 2 petits-suisses ;

ou 30 g de fromage à 45 % de MG (fromage sec de préférence).

Facultatif :

– 1 fruit (tous sauf banane) dans la limite de 1 fruit par jour ;

– 1 verre de vin ;

– 1 café.

* *1 cuil. à soupe d'huile est la ration pour la journée entière.*

La journée type avec préparations hyperprotéinées

Le petit déjeuner

• 1 thé, café, infusion, tisane, eau plate ou pétillante sans sucre (édulcorant autorisé), lait demi-écrémé autorisé ;

• 1 préparation hyperprotéinée ;

• 40 g de pain ou 1/8 de baguette ou 2 biscottes.

• *Facultatif* :

• 1 jus de fruits frais ou 1 fruit (tous sauf banane) dans la limite de 1 fruit par jour ;

• 1 cuil. à soupe de confiture de fruits ou de compote de fruits sans sucre ajouté.

La collation (facultatif)

• 1 thé, café, infusion, tisane, eau plate ou pétillante sans sucre (édulcorant autorisé) ;

• 1 barre chocolatée hyperprotéinée.

Le déjeuner (tableau des quantités p. 70)

• 1 préparation hyperprotéinée (pâtes, potage, terrine de légumes ou omelette) ;

• Légumes crus ou cuits, à volonté (en entrée, accompagnement, salade) parmi les légumes autorisés ;

• Assaisonnement : 1 cuil. à soupe d'huile* + jus de citron, moutarde, herbes, etc. ;

• 1 laitage au choix, sans sucre (édulcorant autorisé), jusqu'à 40 % de MG : yaourt nature ou yaourt aux fruits sans sucre ajouté ou 150 g de fromage blanc ou 1 petite faisselle (100 à 125 g) ou 2 petits-suisses.

ou 30 g de fromage à 45 % de MG (chèvre sec de préférence) ;

• 1 fruit de saison (tous sauf banane) dans la limite de 1 fruit par jour ;

Facultatif :

- 1 café ;
- 1 verre de vin.

Le goûter (facultatif)

- 1 thé, café, infusion, tisane, eau plate ou pétillante sans sucre (édulcorant autorisé) ;

- 1 barre chocolatée hyperprotéinée.

Si l'on pèse plus de 80 kg :

- 1 chocolat chaud hyperprotéiné.

Le dîner (tableau des quantités p. 71)

- 1 préparation hyperprotéinée (pâtes, potage, terrine de légumes ou omelette) ;

- Légumes crus ou cuits, à volonté (en entrée, accompagnement, salade) parmi les légumes autorisés ;

- Assaisonnement : 1 cuil. à soupe d'huile* + jus de citron, moutarde, herbes, etc.

- 1 laitage au choix, sans sucre (édulcorant autorisé), jusqu'à 40 % de MG : yaourt nature ou yaourt aux fruits sans sucre ajouté ou 150 g de fromage blanc ou 1 petite faisselle (100 à 125 g) ou 2 petits-suisses.

ou 30 g de fromage à 45 % de MG (chèvre sec de préférence).

Facultatif :

- 1 fruit de saison (tous sauf banane) dans la limite de 1 fruit par jour ;

- 1 café ;

- 1 verre de vin.

ENSUITE... 4 jours de stabilisation par semaine (voir p. 105)

N'oubliez pas qu'après ces 3 jours, vous aurez 4 jours de stabilisation.

Pendant ces 4 jours, vous pourrez manger de tout, mais en réduisant de moitié vos portions habituelles.

** 1 cuil. à soupe d'huile est la ration pour la journée entière.*

Ma journée personnelle avec préparations hyperprotéinées

Le petit déjeuner (tableau des quantités p. 69)

- .... préparation hyperprotéinée ;
- .... g de pain ou baguette ou .... biscottes ;

Facultatif :

- .... jus de fruits frais ou .... fruit (tous sauf banane), dans la limite de 1 fruit par jour ;
- .... cuil. à soupe de confiture de fruits ou de compote de fruits sans sucre ajouté ;
- .... thé, café, infusion, tisane, eau plate ou pétillante sans sucre (édulcorant autorisé) ;

\+ .... lait demi-écrémé.

La collation (facultatif)

- .... barre chocolatée hyperprotéinée.
- .... thé, café, infusion, tisane, eau plate ou pétillante sans sucre (édulcorant autorisé).

Le déjeuner (tableau des quantités p. 70)

- .... préparation hyperprotéinée (pâtes, potage, terrine de légumes ou omelette) ;
- .... légumes crus ou cuits, à volonté (en entrée accompagnement, salade) parmi les légumes autorisés ;
- Assaisonnement : .... cuil. à soupe d'huile* + jus de citron, moutarde, herbes, etc.
- Laitage au choix, sans sucre (édulcorant autorisé), MG jusqu'à 40 % : .... yaourt nature ou .... yaourt aux fruits sans sucre ajouté ou .... g de fromage blanc ou .... petite faisselle (100 à 125 g) ou .... petits-suisses.

ou .... g de fromage à 45 % de MG (chèvre sec de préférence) ;

- .... fruit (tous sauf banane), dans la limite de 1 fruit par jour.

Facultatif :

• .... café ;

• .... verre de vin.

Le goûter (facultatif)

• .... barre chocolatée hyperprotéinée ;

• .... thé, café, infusion, tisane, eau plate ou pétillante sans sucre (édulcorant autorisé).

Si l'on pèse plus de 80 kg :

• .... chocolat chaud hyperprotéiné.

Le dîner (tableau des quantités p. 71)

• .... préparation hyperprotéinée de pâtes ou de potage ou d'omelette ;

.... légumes crus ou cuits, à volonté (en entrée, accompagnement, salade) parmi les légumes autorisés ;

• Assaisonnement : .... cuil. à soupe d'huile* + jus de citron, moutarde, herbes, etc.

• Laitage au choix, sans sucre (édulcorant autorisé), MG jusqu'à 40 % : .... yaourt nature ou .... yaourt aux fruits sans sucre ajouté ou .... g de fromage blanc ou .... petite faisselle (100 à 125 g) ou .... petits-suisses.

ou .... g de fromage à 45 % de MG (chèvre sec de préférence) ;

• .... fruit (tous sauf banane), dans la limite de 1 fruit par jour.

Facultatif :

• .... café ;

• .... verre de vin.

ENSUITE... 4 jours de stabilisation par semaine (voir p. 105)

N'oubliez pas qu'après ces 3 jours, vous aurez 4 jours de stabilisation.

Pendant ces 4 jours, vous pourrez manger de tout, mais en réduisant de moitié vos portions habituelles.

**1 cuil. à soupe d'huile est la ration pour la journée entière.*

À votre tour de jouer maintenant ! Commencez par remplir votre journée type selon votre poids, votre choix d'alimentation et votre petit déjeuner.

Vous pourrez alors photocopier deux fois cette trame de base, tout à fait adaptée pour une formule test. La première copie sera collée sur la deuxième page de droite de votre cahier. Ainsi vous vous y reporterez facilement. La deuxième pourra être glissée, pliée, dans votre portefeuille ou dans votre sac à main. Vous l'aurez toujours sous la main.

Si vous avez fait vos emplettes, vous pouvez commencer. Écrivez à la première page de votre cahier, sous la phrase **« Je dois perdre .... kg »**, **« J'ai choisi la méthode de micro-régime...** « par alimentation traditionnelle » ou « avec préparations hyperprotéinées pour micro-régime ».

Maintenant, faites votre calcul. Il vous faudra autant de semaines cumulées de micro-régime avec les préparations (comptez 50 % de plus avec l'alimentation traditionnelle).

Inscrivez :
« J'aurai atteint mon objectif dans .... semaines ».

Reprenez également le semainier suivant :

MES KILOS PERDUS			
Semaine	**Poids (en kg)**		**Kg perdus**
	Début des 3 jours	Fin des 3 jours	
Semaine 1	... kg	... kg	... kg
Semaine 2	... kg	... kg	... kg
Semaine 3	... kg	... kg	... kg
Semaine 4	... kg	... kg	... kg
Semaine 5	... kg	... kg	... kg
Semaine 6	... kg	... kg	... kg
Semaine 7	... kg	... kg	... kg
Semaine 8	... kg	... kg	... kg
Semaine 9	... kg	... kg	... kg
Semaine 10	... kg	... kg	... kg

Comment organiser vos 3 jours

Vous pouvez moduler vos 3 jours à votre convenance et au gré des événements : l'important est que chaque série de 3 jours soit pleinement réalisée, par tranche d'une semaine, l'unité de mesure du micro-régime.

En règle générale, il vaut mieux regrouper ces 3 jours en début ou dans le « corps » de la semaine : au choix, entre le lundi et le vendredi. La raison en est simple : le week-end est synonyme de vie familiale et sociale, de convivialité. C'est souvent le seul moment où l'on a le temps de cuisiner des « petits plats », où l'on sort avec les amis, où l'on reçoit et où l'on mange ensemble après le match ou chez belle-maman. C'est aussi le week-end que l'on part dans la famille, au ski... ou à Venise. S'il y a surprises, imprévus ou visites, il y a neuf chances sur dix pour qu'ils tombent un samedi ou un dimanche. Enfin, on fait souvent ses courses le samedi et il est naturel, ce soir-là, frigo bien plein... de manger ce dont on a envie. Sauf exceptions donc, le week-end n'est pas propice aux 3 jours.

Pour certains, le lundi est un « jour noir », détesté depuis l'enfance et l'école... C'est aussi, pour d'autres, un jour de repos que l'on veut se garder intact. Très bien, pourquoi ne pas démarrer alors les 3 jours le mardi ?

Pour d'autres encore, le mercredi est un jour éprouvant : les enfants sont à la maison et tout est morcelé, chronométré et stressant, ne serait-ce que pour les conduire à leurs activités... Manger différemment deviendrait une contrainte supplémentaire, pour soi et pour les autres. Autant l'éviter et sauter le mercredi, pour reprendre ses « 3 jours » le jeudi.

En cas d'impossibilités cumulées, pas de problème non plus : on peut commencer son micro-régime un mardi et le poursuivre le jeudi et le vendredi. Le résultat n'en sera pas affecté. Profitez de cette liberté d'aménagement : placez les 3 jours à votre gré. L'objectif reste toujours le même : pas de privation, pas de mise à l'écart sociale, pas de complexité. Un imprévu durant vos 3 jours ? Aucun souci non plus : décalez simplement votre journée de perte de poids un peu plus tard dans la même semaine.

■ *En alternance, 1 jour sur 2*

Certains préféreront choisir les lundis, mercredis et vendredis. Cette formule en alternance est souvent choisie par celles et ceux dont c'est vraiment le tout premier micro-régime... et qui appréhendent une épreuve majeure. Ce qui n'est pourtant pas le cas ! En réalité, 3 jours c'est court, et celles et ceux qui ont pratiqué d'autres régimes se savent capables d'une tout autre « endurance ». 3 jours, c'est vite trouvé, vite fait, vite fini.

C'est d'ailleurs la raison pour laquelle il y a très peu d'écarts de conduite durant cette phase. Mais rien ne doit interdire de s'organiser comme on le sent le mieux, dans son quotidien, ses contraintes et ses habitudes. Cela ne peut que favoriser le succès. L'alternance est un mode qui fonctionne bien et qui garde ses adeptes.

■ *Panaché si vous travaillez en horaires décalés*

Vous casez vos 3 jours de perte de poids comme vous le pouvez dans la semaine. La possibilité de panacher devient extrêmement importante si l'on travaille en horaires variables ou décalés : tantôt la nuit, tantôt le jour, avec des gardes et des jours de repos, ou des astreintes et des à-coups, des missions décidées au dernier moment, etc.

Sages-femmes, personnel médical, professionnels de la surveillance trouvent dans le panachage une véritable solution sur mesure.

■ *Pas moins de 3 jours par semaine, mais surtout pas plus*

Peut-on pour autant faire n'importe quoi ? Non. La liberté est à l'intérieur du cadre : « **3 jours de phase de perte de poids par semaine** ». Pas moins, mais surtout pas plus. Ne vous lancez pas dans les désastreux « 2 jours une semaine, puis 4 jours la semaine suivante », voire « 1 jour une semaine puis 5 jours la semaine d'après ». Cela ne marche pas.

De même, ne faites pas un jour supplémentaire sous prétexte que les 3 jours ont « bien marché ».

Nous le répétons haut et fort : ce ne serait plus un micro-régime, et cela mettrait vos résultats en péril. Jamais plus de 3 jours de phase de perte de poids par semaine.

Et si, par un cas de force majeure (mais vraiment exceptionnel !), vous n'avez pu faire que 2 des 3 jours, durant une semaine, ce n'est pas grave... Vous en ferez 3 (et seulement 3) la semaine suivante ou vous mettrez simplement votre micro-régime en attente pour retrouver une rythme plus régulier.

■ *3 jours à la suite : que des avantages*

Faire les 3 jours à la suite présente certains avantages. On peut les prendre en compte, particulièrement dans la phase de mise en place.

Plus de motivation : les « 3 jours à la suite » maximisent les premiers résultats et favorisent la motivation, particulièrement dans la version avec préparations. Dès la fin du 3e jour, le ventre dégonfle tandis qu'on note l'objectif atteint, à la pesée, en 72 heures ! C'est gratifiant et c'est une raison pour continuer si l'on doute de sa volonté et si l'on a vraiment le besoin de se convaincre.

Stabilisation plus claire. Psychologiquement, une phase de stabilisation de 4 jours se distingue bien dans le temps. On sait mieux « où l'on en est ». La pesée dans un micro-régime alterné ne permettra pas aussi bien de séparer les deux phases. C'est quelquefois un plus, une satisfaction, que de bien distinguer « perte de poids » et « stabilisation », et de supprimer, semaine après semaine, toute angoisse du résultat : à l'issue de chaque tranche de 3 jours, il est déjà obtenu.

Petit plus que notre expérience a mis en évidence : les « 3 jours à la suite » réduisent significativement l'appétit pour les 4 jours suivants, ce qui favorise d'autant la diminution des portions prévue dans la stabilisation. La synergie fonctionne alors parfaitement.

Moins envie de sucre. Les « 3 jours à la suite » dans le micro-régime avec les préparations hyperprotéinées diminuent fortement l'appétence au sucré.

Cette observation clinique souvent répétée n'a pas encore trouvé d'explication physiologique. Sans doute a-t-elle un aspect psychologique déterminant ? En tout cas, c'est un vrai renfort de motivation chez beaucoup de patients que de commencer à se sentir libéré de cette recherche du goût sucré qui les taraude sans cesse.

La diminution de l'appétence au sucré, souvent notable dès la 1re semaine, se confirme la 2e. Comme la consommation de sucre diminue automatiquement avec le micro-régime, à la fois par les 3 jours « obligatoires » et puis les 4 jours où l'on réduit ses quantités, l'équilibre naît de lui-même. Si votre appétence au sucré est très forte, pensez-y.

■ *Dernière hésitation... se lancer seul ?*

Si l'on ignore son état de santé, un bilan est toujours judicieux avant d'entreprendre un régime. De nombreux cas particuliers justifient un suivi spécialisé. Ce sont, par exemple, divers profils de diabète, d'hypercholestérolémie ou, parfois, de ménopause (voir chapitre spécifique).

Les cas d'obésité ou de boulimie, eux, ne peuvent se passer d'un accompagnement très attentif : ces pathologies requièrent une prise en charge pluridisciplinaire. Telle est la raison qui les exclut du champ de cet ouvrage, même si le micro-régime peut être un moyen d'action précieux s'insérant dans une prise en charge globale.

En règle générale, on serait tenté de dire qu'à tout prendre, mieux vaut être soutenu. Mais ce n'est malheureusement pas si simple. Tout d'abord, la décision de perdre du poids est un engagement que l'on prend face à soi-même. Certes, l'accompagnement d'un tiers (ami, parent, médecin ou diététicien) conforte cette décision, la fait cristalliser ou la concrétise... mais ne la remplace pas. Si le choix de maigrir ne s'appuie sur aucun désir ou volonté personnels, il sera instable, sans consistance, même avec toute l'autorité d'une prescription médicale !

Par la suite, dans la relation d'accompagnement, l'attitude du médecin, diététicien ou pharmacien va fortement influer sur les chances de succès ou d'échec. Tout joue : la compétence bien sûr, mais aussi la confiance, le respect, la responsabilisation, la valorisation des résultats, le sentiment de l'effort partagé.

Le mélange des genres (amitié, famille, relations de travail, etc.) n'est pas toujours à conseiller : l'alimentation, le poids, l'apparence physique mettent en jeu des ressorts profonds de la personnalité et des relations à autrui. La vraie règle est souvent : « *mieux vaut seul que mal accompagné* ».

Le micro-régime a l'avantage de pouvoir être entrepris seul, sans public. Si le regard d'un professionnel de santé peut vous rassurer, il vous est possible d' appeler « *Allô Micro-régime* » (numéro p. 181). Un interlocuteur à l'écoute vous orientera alors vers un spécialiste du micro-régime (pharmacien, diététicien ou médecin) proche de votre domicile.

■ *Le micro-régime pendant une seule semaine*

Le micro-régime de base, celui d'une semaine seulement, est une solution ponctuelle choisie par de nombreuses personnes qui ont atteint leur poids d'objectif et veulent rectifier le tir dès que leur marge de variation de poids est dépassée. Elles connaissent la méthode, elles disposent de repères et sont en pleine confiance.

La version ultra-courte d'une semaine permet également de rectifier un excès momentané comme en période de fêtes.

■ *Comment remplir mon cahier de micro-régime ?*

Après la première semaine de test, votre cahier de micro-régime va vous permettre de piloter finement votre perte de poids. Il ne vise pas à vous changer en « policier » mais à vous accompagner.

Durant les 3 jours, vous suivez votre journée type. En fin de journée, faites simplement une marque en face de chaque repas (marquez un « oui » ou un « OK », plus positifs).

– Mission accomplie ? C'est parfait.

– Vous avez légèrement dévié ? Dans les marges admises, inscrivez **« +... »** (décrivez ce que vous avez mangé) au lieu du « OK ».

– Vous avez carrément franchi la ligne jaune, pour une raison ou une autre ? Pas de problème, puisque vous allez considérer cette journée comme une journée de réduction des portions, à inclure dans les 4 jours de stabilisation. Vous rattraperez la journée de la phase perte de poids dans la même semaine.

■ *Vous avez faim ? Pas de reproches, des solutions*

Souvent, dans un régime classique, si l'on a faim, on culpabilise. La faim ne devrait pas exister... et pourtant, elle est là. Du coup, c'est l'accroc, puis une restriction pour compenser, puis... « *Mais pourquoi suis-je si nul ?* »

Eh bien non, il n'y a aucune raison d'avoir honte de la faim ! Elle peut exister, mais c'est un problème à résoudre. Le formuler devant un tiers établit déjà une distance. Et comprendre son origine est un début de solution.

Un interlocuteur formé, justement, vous le dira : la faim est à distinguer en tant que symptôme physiologique, véritable « creux à l'estomac » et exigence de l'organisme, de **la compulsion alimentaire et du grignotage**. Ces comportements correspondent à un besoin psychologique d'aliments pour s'occuper les mains, se remplir la bouche et répondre à toutes sortes de situations récurrentes, sans sensation de faim proprement dite, mais dans lesquelles l'appétit et le désir sont présents. Le micro-régime prend en compte cette différence dans les réponses qu'il apporte.

Un symptôme de véritable faim à la fin du repas au cours des 3 jours de phase de perte de poids ne doit pas être accepté comme une situation normale. Pas plus que ne doit l'être un retour de la faim dans les trois heures et demie suivant le repas avec préparation hyperprotéinée. Il faut réagir, s'interroger et y remédier. Si vous êtes en plein travail ou occupé, une sensation de faim va correspondre souvent à un vrai besoin de l'organisme. Mais si vous êtes inactif et pensif, vous occupant sans but précis, il est probable que cette sensation de faim va correspondre à une compulsion alimentaire. Vous recherchez alors un aliment source de plaisir (chocolat par exemple).

■ *Êtes-vous bien calé en protéines ?*

Première question à vous poser : la journée type est-elle bien claire et établie en fonction de votre poids ? N'avez-vous pas, par exemple, confondu les préparations hyperprotéinées pour micro-régime avec des substituts de repas... ce qui vous aurait conduit à oublier les légumes ? Mais, avant tout, l'apport de protéines est-il suffisant ?

En dessous de 65 kg, n'avez-vous pas joué avec le feu, en supprimant une préparation dans la journée ? Il en faut 3, pas 2.

Entre 65 et 80 kg, devant une faim prononcée dans l'après-midi, avez-vous introduit 1 yaourt, 30 g de fromage ou 1 préparation supplémentaire ?

Au-delà de 80 kg, il vous faut 4 préparations hyperprotéinées pour micro-régime par jour. Au-delà de 100 kg, il vous en faut 5. N'auriez-vous pas, par exemple, besoin du yaourt de 10 heures ?

De même, en version par alimentation traditionnelle, êtes-vous bien dans les quantités ? C'est peut-être le cas, alors révisez les données dans le chapitre précédent.

Tout est revérifié ? L'origine de la faim peut être tout simplement une consommation insuffisante de légumes. C'est de ce côté qu'il faut intervenir.

■ *Augmentez franchement l'apport de légumes !*

Si vous n'êtes pas habitué à consommer des légumes, ou si vous n'en consommez que très peu, vous avez certainement tendance à sous-estimer leur quantité, particulièrement en faisant un régime.

500 g de légumes dans un repas est une valeur moyenne, très vite atteinte : 2 petites courgettes, 1 échalote, 2 fonds d'artichauts et 2 tomates y suffisent. 1 kg de légumes par jour, ce n'est donc pas du tout excessif. Sans doute vous en faut-il plus.

Les légumes autorisés sont véritablement à volonté et à satiété. En préparer un peu ou beaucoup ne vous prendra pas plus de temps. N'hésitez pas, rappelez-vous que les légumes sont non seulement source de bienfaits grâce à leur richesse en fibres et en vitamines, mais qu'ils ont aussi des vertus diurétiques (car composés d'eau à 90 %).

En cas de faim, augmentez franchement leur quantité, même si cela signifie pour vous « forcer » sur les légumes. L'adjonction de fibres remplit l'estomac en augmentant le bol alimentaire, et allonge ainsi le temps de la digestion. Augmenter les légumes supprime généralement la faim. Si vous appréhendez une perturbation digestive, commencez par augmenter la quantité des légumes cuits.

■ *Les féculents au secours du creux à l'estomac*

Si, malgré tout, la sensation de creux à l'estomac persiste plus de deux jours, quelle que soit la version de micro-régime que vous suivez, mieux vaut prendre une petite quantité de pâtes (50 g avant cuisson, soit 135 g cuites) ou de riz (50 g avant cuisson, soit 150 g cuit) à l'un des deux principaux repas.

Les « gros mangeurs ». En alimentation traditionnelle, les « gros mangeurs » – habitués à des volumes de nourriture très importants et au surpoids prononcé – pourront porter leur portion de poisson ou de viande à 250 g par repas, midi et soir. S'ils ont opté pour la version avec préparations hyperprotéinées, ils n'ajouteront pas de préparation supplémentaire.

■ *Le « coup de pompe » du mardi*

Si vous suivez les règles décrites, la fatigue ne devrait pas avoir sa place dans le micro-régime avec ou sans préparations. En revanche, une hypoglycémie ponctuelle peut apparaître le 2e jour de la 1re semaine. Elle se produit chez les personnes d'une quarantaine d'années présentant un besoin de sucres lents et, peut-être, un terrain prédiabétique, et chez certains habitués du grignotage sucré intense (gâteaux, biscuits, confiseries alimentaires, etc.).

Chez ces grands consommateurs de sucre, une réduction brutale de l'apport en sucre crée un « manque » qui se manifeste par des symptômes d'hypoglycémie, avec les sensations de coup de barre qui y sont associées. L'organisme n'a pas eu le temps d'adopter de nouveaux réglages, en particulier la diminution de la secrétion d'insuline à l'origine de ces symptômes.

Ce « coup de pompe du mardi » se résout le jour même avec un apport contrôlé de glucides (1 fruit ou 1 barre chocolatée hyperprotéinée aux 2 collations de la journée) plus des féculents midi et/ou soir (du pain ou 50 g de pâtes avant cuisson, 150 g après cuisson).

Dès le 3e jour, tout devrait être rentré dans l'ordre, le risque d'hypoglycémie a disparu. Plus besoin de prendre des sucres rapides (chocolat, barres de céréales, etc.) pour se sentir bien.

■ *Compulsion et grignotage : savoir dire stop*

Le grignotage proprement dit est ce comportement répétitif de prise alimentaire en dehors des repas, où la notion de plaisir s'efface derrière l'automatisme. On reprend mécaniquement des pop corn, des chips, des biscuits, des olives, aussi bien sur la table du salon que dans le tiroir de son bureau ou dans sa boîte à gants. On peut ainsi grignoter sans arrêt toute la journée, chez soi, en voiture, au cinéma.

Raisonnablement, on ne le ferait pas, ou bien moins... mais on passe d'une viennoiserie à une sucrerie, puis à un gâteau, à des cacahuètes, du chocolat, des noix, des rondelles de saucisson, etc. Le plaisir et le désir sont au mieux l'amorce du geste machinal. Devant tant de produits à disposition, il devient parfois spontané.

Le grignotage est omnivore et n'exige pas nécessairement des grandes quantités.

La compulsion alimentaire est à distinguer du grignotage. Elle vise, elle, un « aliment-plaisir » souvent extrêmement limité. Du chocolat, des biscuits, par exemple, mais d'une marque bien précise. La sélectivité est encore plus marquée avec les fromages. La compulsion est la nécessité impérieuse d'accomplir un acte : « *On ne peut pas... ne pas le faire* », « *C'est en somme plus fort que soi* ». Cela ne l'est heureusement pas !

Rassurez-vous, compulsion alimentaire et grignotage sont des troubles mineurs, même s'ils sont tenaces. Ils peuvent se résoudre grâce à un surcroît d'attention, de façon autonome. La difficulté dépend de leur intensité. Les tout premiers temps ne sont pas forcément faciles, même devant de petites quantités habituelles. L'important est d'éviter de se mettre en situation de tentation involontaire. Plus de paquet de bonbons sur la table. Une simple mise hors de portée et surtout hors de vue suffit généralement.

■ *Pour un sevrage doux*

Pour certains, momentanément, l'horloge interne et le conditionnement accumulé peuvent stimuler la salivation et le système digestif, jusqu'à faire ressentir un éventuel manque. Le « coup de pompe du mardi », évoqué plus haut, peut aussi amener de mauvais résultats, en maintenant une partie du grignotage.

Séparer en cas de grignotage (ou de compulsion) la sensation de faim du véritable manque n'est pas toujours aisé. Mais c'est nécessaire, car c'est une forme d'addiction, et reprendre de la distance par rapport à ses habitudes est alors essentiel.

Comme la cigarette, le grignotage met en jeu des aspects complexes de la personnalité : la sécurisation par l'objet porté à la bouche, l'occupation des mains et, dans une certaine mesure, la contenance, le meublement de l'ennui ou la stimulation de la concentration.

Ce comportement répond au stress, au mal-être, au désœuvrement... tout comme il accompagne leurs contraires : la détente, la convivialité, les hobbies, etc.

L'enjeu est donc de se déconditionner. Heureusement, c'est beaucoup plus rapide qu'avec la cigarette (qu'il remplace parfois).

3 jours, c'est court mais suffisant, grâce à la répétition de ces 3 jours d'une semaine à l'autre. Le sevrage est d'ailleurs d'autant plus doux que l'on s'accorde une collation le matin et/ou un goûter l'après-midi. Mais l'addiction doit être reconnue pour établir une vraie distinction de comportement. Ainsi, durant les 4 jours de stabilisation, si l'on persiste encore à grignoter, on grignotera en suivant la règle de la réduction des portions, ce qui facilitera les 3 jours suivants.

En cas de compulsion alimentaire, on saura mieux apprivoiser son désir. En particulier, on ne souffrira pas comme dans tant de régimes de la disparition de l'aliment-plaisir et de la frustration qui en découle. L'aliment-plaisir sera toujours là. Mais le désir sera apprivoisé.

15 questions sur les 3 jours

■ *1 – Que peut-on boire pendant les 3 jours ?*

Pensez à boire, beaucoup ! Au minimum 1,5 litre d'eau par jour. Les légumes vous en apporteront une bonne part, mais ne sont pas suffisants. Vous pouvez aussi boire des infusions, du café ou du thé, sans en abuser bien sûr, mais non sucrés. Les sodas sucrés sont interdits. Le vin pendant les repas reste autorisé dans la limite de 2 verres par jour.

■ *2 – Peut-on utiliser des édulcorants ?*

C'est possible. La position du micro-régime est neutre : ni recommandation, ni contre-indication. L'édulcorant est le meilleur choix si vous ne pouvez vous empêcher de boire ou de manger sucré, car la réduction des sucres est un élément fondamental des 3 jours de perte de poids.

■ *3 – Faut-il supprimer le sel ?*

Le sel est indispensable à la vie. Sa consommation en excès conduit à une rétention d'eau (et non à une constitution de masse grasse), puis à des risques cardio-vasculaires. Les apports nutritionnels conseillés sont rapidement atteints avec la nourriture moderne (charcuterie, fromages, plats cuisinés, qu'ils soient surgelés, en conserve ou qu'ils viennent de chez le traiteur, etc.). C'est donc un point à surveiller, mais indépendant du micro-régime proprement dit. Vous en consommerez vraisemblablement moins car vous recourrez davantage aux légumes et laitages. En l'absence de problèmes de santé liés au sel, ne vous contraignez pas à réduire fortement votre consommation de sel.

■ *4 – Les préparations sont-elles toujours bien digérées ?*

C'est une préoccupation très fréquente. Dans l'immense majorité des cas, la réponse est positive. Les préparations hyperprotéinées pour micro-régime répondent à une formulation HTD, c'est-à-dire à haute tolérance digestive. Elles diffèrent, à ce titre, des produits pour diètes protidiques qui sont une source d'inconfort digestif pour environ 15 % des consommateurs.

Il peut exister, ponctuellement, une gêne liée à une reconstitution trop rapide des préparations dans l'eau ou le lait. Insuffisamment réhydratées, les protéines créent une pression dans l'estomac dite « pression osmotique ». Le consommateur ressent une soif intense alors même qu'il vient d'absorber un bol de liquide. Ce désagrément est aisément évitable en prenant un peu plus de temps et en laissant reposer la préparation 1 à 2 min avant de la consommer.

■ *5 – Que faire si l'on ne tolère pas le lait ?*

Le seul cas où il ne faut pas utiliser les préparations pour micro-régime, est celui d'une allergie totale aux protéines de lait de vache. Celle-ci touche moins de 1 % de la population. Quoi qu'il en soit, personne ne la découvrira à l'occasion d'un micro-régime puisque cette allergie se déclare dès les premiers mois de la vie. Les personnes sensibles sont de toute façon très vigilantes... et depuis longtemps !

Attention, il ne faut pas confondre une allergie aux protéines de lait et une intolérance au lactose présent dans le lait. L'intolérance au lactose touche volontiers des adultes, environ 15 % de la population, et se manifeste par des symptômes de colites avec ramollissement des selles. Cette sensibilité dépend de la quantité de lait consommée : un bol de lait peut déclencher le trouble alors qu'un verre restera sans effet décelable.

■ *6 – Peut-on remplacer le lait en cas d'intolérance ?*

Oui. On pourra délayer dans 20 cl d'eau 3 cuil. à soupe de crème fraîche liquide à 8 % de MG. On pourra ainsi profiter des riz au lait, boissons au chocolat ou à la vanille, etc.

Tout comme la crème fraîche, le yaourt et le fromage blanc seront bien digérés, puisqu'ils ne contiennent plus de lactose, transformé en acide lactique.

N'oubliez pas non plus qu'il existe des laits pauvres en lactose, qu'on trouve en magasins de diététique et parfois en grandes surfaces.

■ *7 – Faut-il envisager de vider les placards ?*

Surtout pas ! N'oubliez pas que durant les 4 jours de stabilisation, vous mènerez votre vie normalement, en réduisant simplement les portions. Il n'y a donc aucune raison de jeter biscuits, cacahuètes, pommes de terre ou pâtes ni de supprimer tout ce qui ce qui est sucré. Encore moins de mettre sous clé vos livres de cuisine. Ne videz pas vos placards, ainsi que le conseillent avec le plus grand sérieux certains régimes. Évitez simplement de vous mettre délibérément en situation d'être tenté et donc obligé de résister : rangez simplement les aliments de grignotage hors de vue.

Selon le même principe, évitez de passer matin et soir devant ces viennoiseries si tentantes et fuyez les pauses biscuits avec les collègues dans un premier temps.

■ *8 – Quand faut-il se peser ?*

Deux pesées sont importantes dans le micro-régime : celles de début et de fin des 3 jours. Elles doivent être faites le matin à jeun, nu, après être allé aux toilettes. Concernant son poids à la fin des 3 jours, il se prend donc... le lendemain matin, et non le soir même ! Le jeudi matin, si vous terminez votre micro-régime un mercredi. En mesurant votre perte de poids, vous mesurerez également la stabilisation : la fin d'une phase étant le début de l'autre.

Si vos 3 jours ne se suivent pas, cela ne change rien aux deux mesures nécessaires, pesez-vous le matin du 1er jour et le lendemain matin du 3e jour. Par exemple, le lundi matin et le samedi matin si les 3 jours de micro-régime ont été accomplis les lundi, mercredi et vendredi.

Vous pouvez bien sûr vous peser plus fréquemment, c'est très naturel en début de régime. Mais ne portez que les valeurs de poids de début et de fin des 3 jours, dans votre cahier de micro-régime.

■ *9 – Que faire après un écart prévu... ou imprévu ?*

Après un véritable écart, il n'y a qu'une solution : l'accepter tout simplement. Qu'il soit prévu ou imprévu, pensez avant tout à réduire vos portions habituelles et considérez ce jour-là comme une journée de stabilisation. Choisissez une journée parmi celles qui restent pour effectuer la journée de perte de poids manquante. La semaine suivante, vous reprendrez votre programme habituel.

■ *10 – Arrive-t-il que l'on craque durant les 3 jours ?*

C'est très rare. Tout est si simple, si rapide et si clair. Et puis, la phase des 4 jours où l'on retrouve son alimentation habituelle est si proche ! L'échec peut provenir essentiellement d'une mauvaise compréhension des 3 jours.

Un entretien même bref avec l'un des interlocuteurs du réseau « *Allô Micro-Régime* » (voir p. 181) permettra d'avancer efficacement, et l'accompagnement offrira un vrai soutien.

■ *11 – Quelles sont les interprétations erronées du micro-régime ?*

Elles reposent sur deux erreurs fondamentales : la confusion entre les préparations hyperprotéinées et les substituts de repas, d'abord, la volonté de « durcir » le régime pour obtenir des résultats plus rapides, ensuite.

Répétons-le : les préparations hyperprotéinées pour micro-régime **ne remplacent pas un repas** mais s'inscrivent dans une démarche d'ensemble.

Quant à celles et ceux qui croient pouvoir aller plus vite en ne prenant que 2 compléments au lieu de 3, on peut leur prédire que la faim et la fatigue réduiront à néant leurs efforts. Pas question non plus de supprimer les légumes, même « *pour aller plus vite* », ni de passer de 3 jours de phase de perte de poids à 4, parce que l'on croit que « *ça marchera encore mieux* ». Quant à sauter des repas, mieux vaut ne pas y penser !

■ *12 – Peut-on conserver des aliments-plaisir durant les 3 jours ?*

Oui, s'ils font légitimement partie de la grille que vous avez élaborée. Vous aimez les champignons ? Vous pourrez en manger dans les deux versions du micro-régime. À la condition de ne pas dépasser lors de la cuisson la quantité de matières grasses autorisée pour la journée (1 cuil. à soupe d'huile). Vous aimez manger aillé, épicé, pimenté ? Pas de problème, continuez.

Pour ce qui est du fromage, 1 portion de 30 g – moins s'il s'agit de roquefort – n'altère pas sensiblement les résultats.

En version par alimentation traditionnelle, si vous aimez les crustacés, ne vous privez pas.

■ *13 – A-t-on droit au chocolat ?*

Comme pour les chips ou les viennoiseries, gardez ce plaisir pour la suite, les 4 jours de stabilisation durant lesquels vous en consommerez... plus modérément. Pour certains, ce sera l'occasion d'entreprendre un déconditionnement. Car le chocolat, aliment gras et sucré, a réussi en quelques années à se positionner comme l'aliment compensateur par excellence. Il est même perçu désormais comme un « antistress » ou un antidépresseur doux. Il a su trouver sa place sous sa forme de chocolat noir supérieur à 70 % de cacao et à teneur réduite en sucre et matières grasses, mais gardez-le néanmoins pour les 4 jours.

Il n'est d'ailleurs pas tout à fait absent des 3 jours. En micro-régime avec préparations hyperprotéinées, vous pouvez déguster une boisson chocolatée au repas que vous voulez ou une barre chocolatée. Et en alimentation traditionnelle, vous pouvez tout à fait prendre un chocolat au lait le matin, sans toutefois forcer sur les quantités ! Mais pas de pâte chocolatée à tartiner ! Si c'est votre péché mignon, vous pécherez durant les 4 jours qui suivront. 3 jours, c'est vite passé.

■ *14 – Peut-on perdre plus de poids que prévu ?*

Oui. C'est même fréquent avec les préparations hyperprotéinées pour micro-régime. En règle générale, plus le nombre de kilos à perdre est élevé, et plus la perte initiale est importante. Le phénomène concerne surtout les 3 premières semaines.

Au-delà de 80 kg, chez la femme, avec un surpoids localisé au ventre (profil androïde), la perte de poids des 3 premiers jours sera généralement d'au moins 2 kg.

Chez l'homme pesant plus ou moins 100 kg, en présence également d'une graisse abdominale forte, on atteint facilement 4 kg de perte la première semaine.

C'est possible et c'est tant mieux. Mais le rythme de 1 kg par semaine reste la norme de référence chez la femme, comme celle de 2 kg par semaine chez l'homme.

■ *15 – Que dois-je noter sur mon cahier de micro-régime ?*

Élaborez un semainier, un tableau de pointage qui laissera pour chaque repas un espace pour signifier par « OK » que tout a été respecté, mais aussi pour quelques commentaires du genre « grignotage à 10 h 30 », « fatigue l'après-midi » ou autre.

Dans notre exemple, les 3 jours choisis sont les lundi, mardi et mercredi. Pesez-vous en début (lundi matin) et en fin (jeudi matin) de phase de perte de poids. La pesée se fait à jeun (et après être passé aux toilettes). Chaque jour, les repas sont cochés « OK » s'ils ont suivi les règles du micro-régime. Les éventuels écarts et les grignotages sont aussi relevés, ainsi que les déplacements éventuels de journées. En cas d'alerte (faim, fatigue, grignotage excessif, ou non-perte de poids), il est ainsi possible de réagir et d'en analyser les causes.

SEMAINIER

Semaine du....... **au.......**

	Poids	**Petit déjeuner**	Matinée	**Déjeuner**	Après-midi	**Goûter**	**Dîner**	Soirée
Lundi	.... kg							
Mardi	.... kg							
Mercredi	.... kg							
Jeudi	.... kg							
Vendredi	.... kg							
Samedi	.... kg							
Dimanche	.... kg							

Ma perte de poids : .... kg

Stabilisez votre poids en 4 jours

Vous venez de terminer votre première période de phase de perte de poids. Cela n'a duré que 3 jours, et pourtant, déjà, les résultats sont là. Sans doute sont-ils même supérieurs à ce que vous attendiez, à la promesse que vous vous étiez faite.

En règle générale, plus l'excès de poids est important au départ, plus la perte initiale est élevée. C'est un phénomène courant qui concerne surtout les 3 premières semaines et qui vient parfois très à propos pour renforcer une détermination vacillante quand l'objectif final semble trop lointain. Et, c'est encore plus marqué dans le cas d'un micro-régime avec préparations hyperprotéinées, il se conjugue avec une nouvelle sensation au niveau de la ceinture : le ventre dégonfle, la taille s'affine perceptiblement.

Cette fois, le processus est vraiment lancé. Regardez bien ce premier résultat, il est visible à l'œil nu : l'aiguille de la balance est descendue, vous pouvez serrer votre ceinture d'un cran supplémentaire, vous vous sentez bien et mieux. Vous tenez le bon bout. Et vous allez démarrer la période de 4 jours.

Les 3 jours ne relevaient pas du claquement de doigt, mais ils ne représentaient après tout que 72 heures. Dès le 2e déjeuner, vous aviez déjà fait la moitié du chemin.

Et déjà vous retrouvez votre rythme habituel pour stabiliser votre perte de poids. Jusqu'au terme de la semaine, votre objectif n'est plus que de maintenir votre résultat pour franchir un premier palier.

■ *Une règle simple : diminuez les portions*

Dans la conscience commune, la stabilisation ne fait pas partie du régime, ce qui constitue un piège. Le micro-régime propose une conception différente, et qui fonctionne. La stabilisation fait partie du régime, jusqu'à la toute dernière semaine du programme. Et c'est une vraie stabilisation, pas une demi-stabilisation durant laquelle les aliments resteraient proscrits, dans l'attente d'un nouvel espace de liberté où vous pourriez vous laisser aller sans frein.

Durant ces 4 jours, vous allez donc pouvoir manger de tout. Il n'y aura qu'une seule et unique contrainte : contrôler les portions. Et la méthode préconisée est simple : diviser par deux les quantités habituelles pour les aliments les plus riches.

Le mieux serait évidemment de le faire sur tout ce que vous consommez, ce serait plus reposant pour l'esprit. La règle serait alors simplissime et même abrupte : diviser les portions par deux (sauf les légumes) ou s'approcher au plus près de cette division. C'est possible. Mais la réduction vise de fait les aliments riches en glucides ou en matières grasses. Car, comme nous l'avons évoqué plus haut, c'est la réduction des sucres (glucides) qui vous évitera à terme la sensation de faim et de fatigue.

■ *Mangez de tout !*

Vous pouvez donc manger de tout durant ces 4 jours. Même des tartines de brioche avec du miel. Même des frites. Même de la charcuterie. Mais soyons clair : ce n'est pas non plus une raison pour en faire plus qu'à l'habitude. C'est seulement une autorisation de faire comme avant, et en divisant par deux les quantités habituelles.

Vous aurez bien le temps de modifier en profondeur votre alimentation, et vous saurez prendre ce temps dans la durée. Il viendra, sans pression, à votre rythme. Ne vous surchargez pas de contraintes. Pour le moment, et pour 4 jours, vous n'êtes plus en phase de perte de poids, avec ou sans préparations hyperprotéinées. Vous stabilisez, vous retrouvez votre alimentation courante, vos repères, vos plaisirs, votre rythme et vos goûts.

■ *Mais mangez moins de sucres et de graisses*

Divisez seulement par deux vos portions des aliments les plus riches en sucres lents (pâtes, féculents, légumes secs, etc.) et rapides (pâtisseries, sucreries, etc.), comme en graisses (charcuterie, beurre, etc.).

Vous verrez, c'est plus facile que vous ne le pensez. En 3 jours de perte de poids, l'estomac a commencé à s'habituer à de plus petites quantités de nourriture. De même, votre comportement tend naturellement à cette division. Si la faim apparaît (ce qui est peu fréquent, puisque vous avez réduit le sucre « qui appelle le sucre »), augmentez légèrement vos apports de protéines (viande, poisson ou œuf) et de légumes et tout ira bien.

Comprenez bien que cette phase est le secret de la réussite de votre micro-régime. Pensez-y : d'ordinaire, une phase de stabilisation signifie la réintroduction progressive des aliments proscrits pendant le régime. Les risques sont alors grands car toutes les tentations menacent : volonté d'en finir rapidement, de retrouver une vie sociale normale et de se gratifier pour les efforts consentis. Les occasions ne manquent pas. En réalité, chacune de ces tentations apparaît légitime, puisque le régime proprement dit semble bien terminé. Dans le cas du micro-régime, il ne l'est pas.

■ *Un changement en douceur des habitudes*

L'habitude est une force considérable que la plupart des régimes semblent ignorer. Ne pas la renier mais composer avec elle est un atout majeur. La simple observance de la diminution des rations alimentaires fait de votre habitude, même si elle vous était préjudiciable, un cheminement sûr vers une nouvelle habitude, plus positive et, à terme, totalement dans les marges acceptables.

Sans doute, la règle de la réduction éveillera divers commentaires, cela manque rarement. Sachez qu'elle est immuable. Elle est d'or. Elle ne provoque pas de souffrance.

À l'inverse, et pensez-y encore, un régime draconien conduit rarement à l'adoption d'une nouvelle hygiène alimentaire. Sitôt qu'il est fini, les anciennes habitudes retrouvent progressivement leur place et le poids initial se réinstalle insidieusement, jusqu'à dépasser le poids antérieur

Les 4 jours, progressivement, permettent d'aborder une nouvelle façon de se nourrir. De façon durable. De l'aborder avec sérénité.

Hausser les épaules, balayer d'un revers de la main le principe fondamental du micro-régime parce qu'il semble enfantin ou trop en décalage avec les autres régimes amaigrissants, c'est oublier qu'en profondeur des mécanismes se mettent en branle, peu quantifiables : héritages des habitudes de l'enfance, compensations alimentaires devant le stress, inerties comportementales, rapports choisis ou subis à tel et tel goût, tel et tel rythme, tel et tel contexte de prise des repas.

■ *Les avantages de la réduction*

Une méthode simple. La division par deux des portions est bien la méthode la plus simple qui puisse exister : deux fois moins de baguette, c'est plus rapide à calculer que tant de grammes de pain. De même, 1/2 pomme, moitié moins de chocolat, de riz ou de pommes de terre, cela parle directement. Tout cela est clair, identifié et se met en œuvre sans hésitation.

Une méthode personnalisée. C'est aussi, par définition, la méthode la plus personnalisée et la plus en phase avec votre vie, puisque c'est bien de **votre** alimentation (votre alimentation à vous) qu'il est question, en phase avec votre vie sociale et familiale du week-end. Vous êtes à nouveau dans votre monde.

Une méthode efficace. C'est enfin la méthode la plus efficace à terme car la mémorisation est à l'œuvre sur les bases alimentaires réelles et durables. Vous visualisez. Vous vous réglez. Vous établissez un nouveau rapport à l'alimentation, sans l'interposition de chiffres, de tableaux, de contraintes ni de préceptes.

■ *Mission stabilisation*

Face à vous-même, durant ces 4 jours, le plus sage est donc de réduire les portions consciencieusement, de n'établir le contrôle que sur cette seule opération. Le suivi comme les aménagements en sont d'autant plus simplifiés.

En effet, si vous ne prenez pas de poids, la mission est remplie. Si vous en perdez encore un peu, vous pouvez à votre gré, soit manger un peu plus, soit poursuivre dans cette voie sans accroître la pression. Très vraisemblablement, cette poursuite de la perte durant les 4 premiers jours de stabilisation

– elle aura été une bonne nouvelle et un encouragement – se renouvellera plus rarement par la suite, au fur et à mesure que vous descendrez en poids. Et c'est bien cela qui sera positif et vous rassurera : une perte de poids pendant 3 jours, une vraie stabilisation sur les 4 jours qui suivent. Quand l'équilibre se fait, vos 4 jours sont véritablement devenus votre alimentation stabilisée.

Veillez donc bien à vous servir d'emblée une portion réduite de moitié, pour chaque plat du repas. C'est primordial. Cela vous évitera les excès, les dérapages ou un trop fort maintien du contrôle en vous demandant s'il est juste de vous resservir. Évitez la petite portion « juste pour en reprendre », qui stimule la frustration.

■ *Ne vous tournez pas vers les produits allégés*

Faire reposer l'apprentissage sur la taille des portions et non sur la nature des aliments est un choix. Il s'explique encore de la manière suivante. Ceux qui commettent de grands écarts par rapport aux règles élémentaires d'alimentation équilibrée, ont d'abord besoin d'en limiter l'effet, avant d'en intégrer progressivement de meilleures.

Réduire les quantités des aliments les plus riches sans jamais les supprimer totalement aura un impact considérable. Après la contrainte sur les aliments (les 3 jours) vient le rapport aux portions. Il y a certes toujours régime, mais c'est différent et, progressivement, la notion de régime s'estompe. Le mariage s'opère entre stabilisation et alimentation usuelle. Pas la peine d'aller à la pêche aux produits dits allégés. S'ils le sont effectivement (en matières grasses), ils sont fréquemment considérablement enrichis en glucides – les amidons par exemple – pour préserver les qualités gustatives des produits.

Sur une journée, le gain en kcalories est minime. Les différentes études sur le sujet ont démontré qu'une consommation régulière de produits allégés ne permettait pas de perdre du poids, même s'il y a bien réduction d'une consommation excessive de lipides saturés.

■ *Le cas particulier du grignotage*

Pendant ces phases régulières de stabilisation, vous découvrirez qu'aucun aliment ne fait grossir si sa consommation est maîtrisée. Il sera temps plus tard d'aborder la suite du rééquilibrage complet en ciblant une par une les acquisitions de nouvelles habitudes. Pour le moment, il reste tout de même un clou à enfoncer : une habitude éradiquée pendant les 3 jours, mais qui retrouve un droit de cité relatif durant la phase de stabilisation : le grignotage. Pendant ces 4 jours, pourrez-vous grignoter à nouveau et comme avant ? Réponse : *« À moitié, tout au plus »*. Mais ajoutons que *« Mieux vaudrait de moins en moins et surtout, autrement »*.

Voici comment nous allons nous y prendre.

Vous venez de vivre une rupture avec le grignotage. Pendant 3 jours, c'était possible. C'était donc déjà une victoire ; pour certains, c'était même L'ENJEU de la partie. Est-il judicieux de le réintroduire ? Sur le plan théorique, évidemment pas ; mais tout dépend de votre vécu. S'il était précédemment absent ou si le supprimer n'a pas été une épreuve si dure, continuez tout bonnement dans cette voie. Mais si le grignotage a pesé de toute son absence, il va falloir composer avec lui. En ce cas, il ne s'agira pas d'une réintroduction à proprement parler, mais plutôt d'une reconnaissance. Reconnaître ce grignotage pour pouvoir agir.

Quel est votre rapport à ce rituel qui n'est que rarement lié à une sensation de faim ? Jusqu'à quel point est-il incrusté ? Répond-il à des situations de fond : solitude, stress, ennui ? Avez-vous, durant vos 3 jours, ressenti intensément son manque ? Et combien de fois ? Si c'est 3 ou 4 fois dans la journée, vous aurez besoin d'une prise en charge psychologique, relationnelle et médicale. N'hésitez pas à consulter. Ce soutien vous sera utile.

Devant le grignotage modéré mais déjà pesant, la restructuration se fera de manière progressive. Ne le prenez pas à la légère : à lui seul, votre grignotage peut aisément dépasser les 600 kcal sur une journée, et franchir la barre d'un repas supplémentaire. Ainsi son incidence lors du retour à l'alimentation normale peut mettre en péril le gain obtenu.

De plus, si le grignotage imprégnait profondément votre alimentation, il risque de vous tarauder, de réclamer votre attention et votre répression, réamorçant discrètement par réaction le cycle de prise de poids.

Réintroduire le grignotage n'est pas un échec ; c'est, durant un premier temps du moins, la « part du feu » : ce qu'il faut consentir pour le juguler, le reconduire vers la sortie.

En premier lieu, il ne vous piégera pas en se faisant passer pour une compulsion et son « aliment-plaisir ». La compulsion a en effet sa cible d'élection, son contexte privilégié, son identité. Elle est bien délimitée. Elle donne du plaisir tandis que son désir ne s'efface jamais véritablement. Pour elle, la solution est simple : division par deux des quantités. Sans doute, parviendrez-vous, plus tard encore, à la restreindre un peu plus, sans effort. Cette première diminution est déjà le succès.

Mais faisons face au grignotage proprement dit.

Lui n'offre pas de plaisir, ou seulement une trace, au début. Lui n'a pas de cible définie et procède par automatisme.

■ *Substituez-lui un yaourt, un fruit ou une crudité*

Ce sera donc une action en deux temps avant de faire disparaître le grignotage ou de le ramener aux proportions d'un goûter ou d'une collation.

Premier principe : exclure de son environnement les aliments de prédilection trop riches. Répondez à leur appel quand vous sentez qu'il est trop fort, dès qu'il vous occupe l'esprit et exige une intervention quelconque, mais essayez de vous orienter vers un apport calorique moindre. Utilisez ces aliments qui ont leur place aux repas : un yaourt ou un fruit. Cela pourra également être quelques tomates cerises, un petit assortiment de crudités ou des pickles. Ce n'est pas tant le grignotage lui-même que la quantité de kcalories ingérées à son occasion, qui est redoutable.

Le grignotage peut être un facteur décisif de la prise de poids, il peut donc être déterminant dans un amaigrissement. Dans certains cas, son seul contrôle amène une perte de 2 kg par mois, sans même un régime. Une demi-douzaine de rondelles de saucisson ? Ou une banane moyenne ? C'est tout de suite 200 kcal. Deux madeleines ? Près de 400 kcal. Une barre de confiserie alimentaire au chocolat, sucre et miel : plus de 250 kcal. Un bon morceau de gruyère : 300 kcal, score rapidement atteint par les pistaches, cacahuètes et autres petits amuse-gueules de l'apéritif. Face à de tels chiffres, un repas normal n'a plus qu'une modeste prééminence, puisqu'il représente 600 à 800 kcal.

Pour les fortes attirances vers le sucré, avec le rituel de fin d'après-midi, il existe en pharmacie une solution transitoire : les barres chocolatées hyperprotéinées pour micro-régime (utilisables par les diabétiques de types I et II), au fructose. Elles ont des vertus coupe-faim et s'inscrivent parfaitement dans le schéma des 4 jours. Le fructose a un indice glycémique bas (20) et, tout en maintenant la sensation de sucré, il présente un effet de durée similaire aux sucres lents (pâtes, féculents). Ces barres offrent un service que les confiseries alimentaires ne peuvent remplir et sont souvent aussi d'un secours précieux pour les gros mangeurs.

Dans les deux cas, le déconditionnement se poursuit alors, par un nouvel effet de satiété durable. Plus tard, la transition sera naturelle vers le fruit ou le yaourt puis, à terme, le verre de lait ou le verre d'eau. Sans effet de manque, sans menace d'une compensation provoquant culpabilité, dévalorisation, et par effet boule de neige, grignotage anxieux.

■ *Une modeste mise à distance*

Un aspect comportemental du grignotage peut être pris en compte dès le départ : pour cela, évitez la mise à la bouche directe de l'aliment et son ingestion en toute situation. Pour certains aliments, l'utilisation d'un couvert établira une distance utile, un écran devant l'automatisme. Le yaourt ou le fromage blanc sera mangé dans une assiette à la petite cuillère, les crudités seront dégustées avec des petites piques en bois ou un couvert (et préparées au dernier moment).

Ce modeste délai, cette toute petite distance, maintiendront l'éveil. Jusqu'à ce que la manœuvre ne soit plus nécessaire.

Pour ce qui est des fruits, qui ne se prêtent pas commodément à cette distance, vous éviterez ceux qui poussent au picorage illimité – comme les cerises ou le raisin – et la banane dont l'impact calorique est très fort.

Ce que vous pourrez faire, en revanche, même avec les fruits, c'est les manger assis, dans le calme, en prenant votre temps : en somme, en distinguant bien ce moment privilégié des activités – ou même des inactivités – en cours. Ce distinguo est des plus importants. Il participe du même esprit qui est de rompre avec le geste machinal. Tout en amenuisant le grignotage et en lui donnant un cadre, il rappelle que l'on est maître de ce qui semblait être un pur automatisme. Et si le plaisir revient, et se montre lié à l'aliment, tant mieux. Ce plaisir sera le même bientôt dans le cadre logique où l'aliment intervient : celui des repas.

■ *Anticipez sur le « snacking »... ou quittez-le*

De la même façon, on déjouera définitivement les pièges du « snacking », terme chic et séduisant mais, en réalité, du « grignotage » déguisé. Cet anglicisme désigne l'habitude de diviser des aliments en très petites portions, commodes et sympathiques, transportables en tout lieu et consommables à tout moment. Le saucisson devient ainsi sachet de mini-saucissons ; la pizza, farandole de mini-pizzas ; les fromages, des mini-fromages, etc. Les laitages et compotes eux-mêmes se font portions individuelles prêtes à consommer.

Contrairement à l'idée reçue, ces mini-aliments n'aident pas au contrôle des portions. Ce ne sont pas des mezze, ces entrées servies à table aux abords de la Méditerranée. Dans les faits, les produits de « snacking » poussent au grignotage perpétuel, avec des prises alimentaires augmentées en moyenne de 25 %.

C'est évidemment tout bénéfice pour l'industriel et le distributeur car non seulement la quantité ingérée augmente mais aussi le prix. Aux États-Unis, dans certaines chaînes d'hypermarchés, les produits de « snacking » occupent jusqu'à 40 % des rayons alimentaires.

En France, la tendance reste nouvelle. Mais, elle repose sur la cible des enfants avec les goûters à emporter et est, à ce titre, déjà très préoccupante.

Ne faites pas sortir le grignotage par la porte (entre les repas) pour le laisser rentrer par la fenêtre : aux repas et collations, puis en toutes occasions. Faites vos portions vous-même. Ce sera mieux maîtrisé... et plus économique.

Passez en 2ᵉ semaine

Comme nous l'avons déjà dit, pendant les 3 jours de perte de poids, le micro-régime préfère la méthode des « petits pas », la réalisation de petit objectif en petit objectif, sans jamais revenir en arrière. La cétose est évitée, tout comme les rebonds et l'effet yo-yo d'après régime : les conflits souterrains sont désamorcés par cette méthode douce et sûre.

■ *Les « petits pas » appliqués à la diététique*

À cette méthode des « petits pas », le micro-régime adjoint la « théorie des dominos ». Tant pour les 3 jours de perte de poids que pour la période de stabilisation : on ne règle qu'un problème à la fois, mais complètement, sûrement et en prenant le temps qu'il faut. Le problème suivant sera alors plus facile à résoudre. Se laisser déborder par des objectifs de tous ordres, vouloir tout changer immédiatement, accroît immanquablement les risques d'échec.

À l'inverse, tenir compte des spécificités de chacun, de ses repères, de ses habitudes et contraintes, permet de faire de chaque semaine une marche à la fois solide et stable. La différence entre chaque marche rend l'effort minime, tandis que chaque succès se cumule, chaque palier stabilise. On se rapproche ainsi du but final, sans enlisement ni débandade. Maigrir n'est plus un obstacle à franchir d'un bond, mais un simple escalier à gravir.

Les modifications de fond interviennent logiquement, comme des dominos qui s'entraînent l'un après l'autre.

Prenez le temps d'apprécier votre succès

La première semaine est la plus délicate. Quand elle s'achève, le rythme de croisière est bien intégré pour la plupart des individus. 7 jours... et c'est reparti. Le micro-régime ne relève pas encore du train-train, mais il n'a déjà plus son caractère de nou veauté. Pas d'inquiétude. Au contraire, la confiance.

Vous êtes au matin de la deuxième série de « 3 jours ». Après être passé sur la balance, vous savez combien de kilos vous avez perdu au total et vous inscrivez ce chiffre sur votre semainier. Puis vous tournez la page.

Pendant le petit déjeuner qui suit la pesée, un regard au cahier : la perte de poids prévue s'y est inscrite dès la fin des 3 jours grâce à la deuxième pesée. Le bon suivi des règles est manifeste. Cette suite d'annotations, de marques ou de « OK » devant chaque repas est satisfaisante : ce ne sera pas plus difficile pendant la semaine qui vient.

Sans doute, à l'avenir, le fameux « OK » sera-t-il le seul signe que vous aurez noté sur l'ensemble des trois jours.

Question importante : vous a-t-il fallu déplacer l'un des 3 jours prévus ? Si oui, l'événement risque-t-il de se reproduire ? Autant vous organiser tout de suite et re-définir les 3 jours pour la semaine.

Autre raison de modification possible, assez rare celle-ci : vos selles étaient-elles trop fluides pendant les 3 premiers jours, ou juste après ? Si c'est le cas, optez pour une formule d'alternance pour la 2e semaine, ou intercalez – pour commencer – l'un de vos 4 jours de stabilisation parmi les 3. Vous interviendrez de la même façon si le cas se présente plus tard dans le régime. Il s'agit certainement d'une réaction sans gravité à l'association nouvelle pour vous de préparations hyperprotéinées et de légumes. Et, encore une fois, le phénomène est rare.

Attardons-nous encore un peu sur un autre point : sur les 3 jours, la perte de poids a-t-elle été légèrement (ou largement) supérieure à l'objectif ? Si c'est le cas, tant mieux. Ce premier résultat ne peut que vous motiver. Les contraintes ont été mineures ? Très bien. Tout s'est bien passé ? Parfait.

Revenons sur les éventuels petits « plus » que vous avez pris la liberté d'ajouter lors de vos 3 jours. Étaient-ils nécessaires ? Réellement agréables ? Quelle en était la raison ou la cause ? Muni des réponses à ces questions, vérifiez s'ils ont eu une incidence sur votre performance. Si l'objectif des 3 jours a été atteint, c'est le plus important. Et tant que l'objectif des 3 jours sera réalisé, vous pourrez à votre gré conserver ces petits « plus », et cela jusqu'à la fin de votre programme. De toute façon, les résultats sont là. La notion d'aménagement avait été avancée et vous avez sans doute anticipé. Ne vous tracassez pas davantage, une nouvelle semaine commence.

Pour ce qui est des 4 jours de stabilisation, assurez-vous que vous avez bien conservé votre perte de poids à leur issue. Peut-être l'avez-vous même améliorée, en prenant à bras le corps, par exemple, le problème du grignotage ?

Appuyez-vous sur ce faisceau convergent de motivations positives pour aborder la 2e semaine, en y ajoutant cette réflexion si vous avez prévu un programme de 3 semaines : dans 3 jours 1/2 seulement, vous serez à mi-parcours !

■ *Et si tout ne s'est pas bien passé ?*

Si vous avez eu vraiment faim, si vous avez été très fatigué, si vous avez grignoté autant qu'avant, il vous faut rechercher les causes pour mettre en place des solutions appropriées.

La faim

Peut-être avez-vous accru les contraintes, fait un « excès de zèle » en restreignant, à tort, les protéines naturelles (viande, poisson, œuf) et surtout les légumes lors des 4 jours. Peut-être n'avez-vous pas utilisé la panoplie des astuces proposées ?

Ce sont tout d'abord, les « gros mangeurs en volume », ceux qui ont un « estomac dilaté » à satisfaire qui en souffrent le plus. Bonne nouvelle néanmoins : l'essentiel du chemin est parcouru pour eux et ce n'est qu'une période difficile à passer. Sachez en effet qu'il faut entre 8 et 15 jours à l'estomac pour reconditionner son volume et raccorder son sentiment de satiété à une sensation de plénitude. Votre estomac a commencé ce travail de rétrécissement dès le 1er jour de votre micro-régime.

Même phénomène pour l'appétence au sucré qui peut se combiner avec un gros appétit : elle sera très atténuée en 2 semaines et n'aura plus besoin d'être refrénée ni combattue.

La fatigue

Il est possible aussi que vous n'ayez que survolé le passage consacré au « coup de pompe du mardi ». Relisez-le. C'est un épisode ponctuel qui ne concerne qu'une minorité, mais face auquel il faut prendre les devants. Si la sensation de fatigue s'est maintenue toute la semaine, réglez la question dès la 2e semaine en vous reportant aux conseils donnés en amont.

Si la fatigue persiste au-delà de 2 semaines, cela signifie qu'elle n'est pas liée au micro-régime et qu'elle est d'une autre nature. Dans ce cas, mettez votre micro-régime de côté et consultez votre médecin. Ce sera à lui de rechercher la cause de la fatigue qui, si elle coïncide avec le début de votre micro-régime, n'en est pas moins indépendante. En réalité, le début du micro-régime a peut-être été la goutte qui a fait déborder le vase du stress accumulé. Peut-être a-t-il réveillé une anxiété latente qui – à l'heure du coucher – perturbe endormissement, sommeil et donc repos.

Par lui-même, le micro-régime ne produit pas de carences , tout au plus peut-il révéler un manque de vitamines et d'oligo-éléments dans l'alimentation habituelle d'un individu pendant les 4 jours. Il lui aurait sans doute suffi de manger des fruits et des légumes, de diversifier son alimentation, ou de prendre un complément vitaminique pendant les 4 jours. Mais ce n'est pas certain : la fatigue peut avoir tant de causes qu'une investigation par un spécialiste est justifiée.

Le grignotage

Donnez-vous une nouvelle semaine pour inverser la tendance, en vous cantonnant aux seuls crudités et légumes cuits.

Le grignotage peut être intimement lié à l'idée de se tenir en éveil (professions de sécurité, chauffeurs routiers, gardes médicales, etc.). Néanmoins, vous devez parvenir à le diviser par deux et à vous rediriger vers des aliments moins riches. S'il reste inchangé après 2 semaines, envisagez un accompagnement médical et psychologique. Vous gagnerez à rechercher l'appui d'un médecin ou d'un psychologue pour résoudre l'anxiété qu'il révèle.

Lors de la 2e série de 4 jours, la tentation du grignotage s'efface en principe du quotidien. L'automatisme est rompu : l'esprit n'est plus sollicité par le geste et le contexte. Le grignotage s'intègre dans les collations de la matinée ou de l'après-midi. Pendant les 4 jours de la 3e semaine, il aura définitivement changé d'aliments cibles et se sera fondu dans le verre de lait ou la tisane de fin de soirée.

Aliment-plaisir

La compulsion alimentaire est désormais sous contrôle. On apprécie – même dans leurs portions réduites – ce camembert, ce chocolat aux éclats de fèves de cacao, ces biscuits à la cannelle qui sont le rendez-vous plaisir de la journée. La quantité ingérée a naturellement été divisée par deux : c'est un grand succès, et avant de vouloir l'étendre en diminuant encore, mieux vaut le consolider.

Si en notant vos 2 pesées hebdomadaires, vous constatez que vos 4 jours remplissent leur mission de stabilisation, pourquoi leur en demander plus ?

Si en revanche, l'aliment-plaisir reste « inchangé », ne dramatisez pas. Cela ne saurait tarder. Vous n'avez pas vraiment « craqué » puisque les quantités n'ont pas été augmentées.

Dans un cas comme dans l'autre, vigilance sur la semaine à venir. Vous pouvez y parvenir. C'est un pli à prendre. Mais si la semaine prochaine, vous compensez encore avec le même aliment-plaisir durant les 4 jours, pensez à un accompagnement médical ou psychologique ou appelez « *Allô Micro-régime* » (voir p. 181).

Perte de poids de la semaine

En notant le résultat, n'oubliez pas de lui adjoindre un signe « – », entourez-le, soulignez-le ou ponctuez-le d'un point d'exclamation !

Un cas (faussement) étonnant peut toutefois se présenter. Une perte de poids tout à fait satisfaisante sur les 3 jours, mais une reprise partielle en fin de semaine.

La solution de l'énigme n'exige pas d'être grand clerc : les portions des aliments les plus riches ont été insuffisamment réduites pendant les 4 jours. Il faudra être plus attentif en 2e semaine, tout en ayant grand soin de conserver les aliments en cause (chocolat et frites, typiquement). Ils ne sont pas encore apprivoisés. Mais c'est en cours !

Pour le moment, vous avez déjà apporté des améliorations très sensibles et suffisantes à votre alimentation. Jugez-en plutôt :

1 – Réduction des aliments les plus riches comme les sodas, les charcuteries ou les viennoiseries (suppression sur les 3 jours de perte de poids et réduction de moitié sur les 4 jours de stabilisation).

2 – Réconciliation avec les sucres lents (pommes de terre, riz, pâtes...) dans des portions adaptées sur les 4 jours.

3 – Grand retour des légumes, présents midi et soir sur les 3 jours et certainement en route pour coloniser les 4 jours de stabilisation.

4 – Alimentation bien rythmée avec un repas le matin, sans grignotage, avec un aliment-plaisir maîtrisé, sans repas sauté, en buvant beaucoup d'eau (par les boissons chaudes ou froides, les soupes, les légumes).

C'est déjà beaucoup. Cette amélioration représente un travail de fond, discret, sans effort. Continuez dans cette voie et profitez davantage de vos repas en veillant aux bonnes conditions de leur prise. Relaxez-vous. Dénouez le stress.

■ *Et si vous pensiez à manger dans de meilleures conditions ?*

Pourquoi manger si vite, dans le bruit, éventuellement debout ou sur un coin de table, sans prendre le temps de vous asseoir ni cesser d'écouter votre répondeur ou le journal télévisé ? Pensez simplement à manger mieux, plus agréablement, plus lentement. Le repas doit d'abord être un moment de détente. Cette détente agira progressivement sur votre comportement, votre mastication, votre digestion, votre plaisir à éprouver les textures, les goûts, les couleurs... De plus, vous aurez fait une vraie pause.

■ *Comment corriger un écart*

Mieux vaut rester humble : l'accident est possible. Guet-apens familial (« Ah ! cette double part de quiche maison ou ce fameux sanglier sauce grand-veneur »). Laisser-aller momentané (« Pour ce soir, après tout, une choucroute, c'est une choucroute ! ») ou épisode de grignotage (mélancolie, anxiété, etc.). Personne n'est à l'abri ! Inutile de vous faire une leçon de morale et plus encore de perdre pied.

Plutôt que de vous juger « coupable, récidiviste et incurable », ressaisissez-vous ! Un tel écart, ponctuel, ne mettra pas en péril votre programme.

Un rendez-vous spécifique : la période des règles.

La période prémenstruelle s'accompagne en général d'une prise de poids variable (entre 500 g et 2 kg). Il s'agit en fait d'une rétention physiologique d'eau qui semble, selon les cas, contre-balancer ou annuler la perte de poids déjà réalisée.

Ne vous inquiétez pas, le phénomène ne dure que quelques jours. En réalité, la perte de poids se poursuit. L'écart sera encore plus grand sur la balance, une fois la rétention résorbée. Si cette rétention se produit lors de la 1re semaine de régime, attendez la fin de la semaine pour lire votre résultat sur la balance.

En général, les femmes connaissent ce processus et son impact. Pourtant, le besoin ou l'envie de s'assurer de sa perte de masse grasse, en dépit de cette prise de poids momentanée, est toujours vive. La solution est alors de recourir à l'impédancemétrie (mesure de la masse grasse par le passage dans le corps d'un léger courant électrique). Elle permet de visualiser – sur une balance spécifique – sa perte de tissu adipeux, au moment où la balance traditionnelle affiche une augmentation de poids. Pensez à recourir à cette évaluation (le matin à jeun) si vous ressentez le besoin d'être rassurée. Attention, cette mesure n'est pas très fiable dans les cas d'IMC extrêmes (> 32).

Dans les 36 heures au plus après l'écart pour une femme, 48 pour un homme, faites 2 repas consécutifs composés de poisson à l'eau, légumes vapeur et laitage.

Attention : il s'agit d'une contre-mesure (relative) d'après-écart, jamais d'une anticipation : on ne corrige pas un excès par avance. Cette idée reçue (« *Je fais de la place* », « *Je me prépare* », etc.) va à l'encontre du but recherché. L'organisme compensera la frustration d'un repas appauvri lors du repas suivant et l'écart sera encore plus excessif. Mieux vaut composer avec l'excès sitôt qu'il s'est produit et reprendre tranquillement son micro-régime.

■ *Le micro-régime et le sport*

Le sport n'est pas indispensable durant un micro-régime. Il est cependant bienfaisant, comme toutes les activités physiques. Les dépenses physiques, si elles sont régulières, augmentent la dépense de kcalories et donc favorisent l'amincissement. Elles sculptent la silhouette, permettent une meilleure oxygénation et maintiennent un état mental attentif. Pour information, voici quelques équivalences :

Activités physiques	Dépense énergétique	Équivalents caloriques pour 1 heure d'activité
Lecture, écriture, confection d'un repas, etc.	50 kcal	2 grands carrés de chocolat
Marche, promenade, travaux domestiques légers, etc.	50 kcal	2 grands carrés de chocolat
Cyclisme à vitesse modérée	100 kcal	4 grands carrés de chocolat
Marche rapide (6,5 km/h) ou sur parcours accidenté	250 kcal	1 croissant
Danse, patinage, ping-pong, tennis, équitation (trot)	250 kcal	1 croissant
Aérobic, sport en salle, natation	250 kcal	1 croissant
Course à pied, cyclisme (à grande vitesse)	400 kcal	1 sandwich baguette
Escrime, équitation (galop)	400 kcal	1 sandwich baguette

La reprise d'une forme d'exercice physique adaptée, parallèlement au micro-régime, est donc toujours bienvenue et positive, mais elle ne se substitue pas à lui, ni aux bonnes habitudes alimentaires à son issue. Sa poursuite au-delà du micro-régime est également bienfaisante.

Mon micro-régime à moi

■ *C'est une habitude, je mange surtout au déjeuner !*

Quelle qu'en soit la version, la journée type conduit à 3 repas équilibrés dans la journée correspondant au schéma d'alimentation occidentale.

Dans le micro-régime avec préparations hyperprotéinées, la répartition des protéines est délibérément étalée pour supprimer la sensation de faim, grâce à leur effet rassasiant. Cette grille peut néanmoins être aménagée en fonction des cultures, habitudes et traditions. À la condition de satisfaire l'apport quotidien de protéines, d'autres organisations des repas sont possibles.

Nombre de personnes d'origine asiatique sont ainsi habituées à un grand repas par jour, pris entre 11 heures et 15 heures, encadré par 2 collations. Elles peuvent suivre un micro-régime en jouant sur les proportions mais en gardant bien un même apport de protéines sur la journée. Laitages et légumes seront utilisés selon les mêmes principes

■ *Je mange surtout le soir*

Pour 70 % de la population active, le seul repas familial est le dîner. C'est le repas où l'on prend son temps, où l'on se fait plaisir, celui des « bons petits plats » et autres plats consistants qu'on ne peut prendre sur le pouce, le midi

Dans le cas d'un micro-régime, on peut, bien sûr, jouer sur les quantités et manger plus le soir et moins le matin et le midi.

L'essentiel, ici encore, est que l'apport de protéines soit satisfait dans la journée et que la faim soit absente pendant la journée ou du moins atténuée. Mais rappelons que la finalité du micro-régime reste l'acquisition d'une alimentation moins chaotique, avec un rythme de 3 repas principaux équilibrés par jour.

À noter aussi que cet aménagement du dîner vaudra surtout pour les personnes de plus de 80 kg, qui se caractérisent comme des « gros mangeurs ». Ce sera un déplacement partiel des quantités de protéines vers le repas du soir. Mais, avant de l'envisager, on peut d'abord augmenter la ration de légumes. Cela suffit en général.

■ *J'adore le fromage*

Il n'y a pas d'introduction souhaitable de fromages dans la version avec préparations hyperprotéinées. Dans la version par alimentation traditionnelle, vous pouvez remplacer une partie de la viande (ou le poisson ou les œufs) du déjeuner ou du dîner par du fromage, mais sans pain ! 30 g soit 1/8 de camembert par exemple ou un petit chèvre sec. Ce n'est pas ajouter du fromage, c'est substituer le fromage à l'apport protidique prévu. Et cela peut s'avérer ponctuellement pratique comme repas froid. Attention tout de même au titrage en matière grasse, qui ne doit pas dépasser 45 %.

Cet aménagement dépend évidemment de la réalisation de l'objectif par semaine. S'il n'est pas atteint et stabilisé, il faut s'en passer.

■ *Je ne supporte pas les légumes*

Vous digérez mal certains légumes (problèmes de colite). Tournez-vous en priorite vers les légumes cuits : courgettes, haricots verts extra-fins, endives, courges et potirons, pointes (exclusivement) d'asperges, blanc de laitue. Refroidis, vous pouvez les manger en salade. Vous pourrez ajouter des poivrons, pelés après un rapide passage sous le gril du four. N'oubliez pas les champignons de Paris, les concombres et les cœurs d'artichauts si vous les supportez.

En légumes crus, les tomates bien mûres ne posent pas de problème, à la double condition de les peler (après un passage de 20 secondes sous l'eau bouillante) et de les épépiner.

■ *Le matin, j'aime manger solide et le soir, sucré*

Dans la version par alimentation traditionnelle, le petit déjeuner à l'anglaise est une référence mais, le soir, manger sucré limite les possibilités culinaires. Une excellente option reste les tagines de poulet ou la dinde aux pruneaux et raisins en veillant à limiter au maximum les matières grasses de cuisson.

Dans la version avec préparations hyperprotéinées, vous pouvez utiliser le riz au lait le soir, les crêpes ou une boisson liquide sucrée (chocolat, vanille, café, abricot, caramel-praliné) en lui donnant une consistance de milk-shake.

■ *Et les apéritifs ?*

On pourra minimiser l'impact des apéritifs, pots et autres collations en ne prenant qu'un jus de fruit ou un jus de tomate. Pour les alcools forts, un verre par semaine reste possible pendant toute la période de régime.

Attention surtout à ne pas succomber aux petits fours, biscuits apéritifs, cacahuètes et autres. Si vous devez organiser un apéritif, pensez aux crudités pour pouvoir participer sans être tenté : tomates cerises, bâtonnets de carottes, rondelles de concombres, etc.

Vous pouvez réaliser un assaisonnement à base de fromage blanc salé, avec du poivre, du curry ou du cumin éventuellement. Vous pouvez également proposer des pickles, à la condition qu'ils ne fassent pas l'objet d'un ajout de sucre (voir l'étiquette).

■ *Je ne mange ni viande ni poisson !*

Végétariens et végétaliens sont en général très au fait de leurs possibilités alimentaires et la mise au point d'un micro-régime alternatif par l'alimentation traditionnelle échappe au cadre de cet ouvrage. La remarque se comprend donc devant le choix d'un micro-régime avec préparations hyperprotéinées.

Si vous êtes végétarien, il n'y a pas de problème pour les 3 jours ni pour les 4 jours. Si vous êtes végétalien, en revanche, vous ne pouvez profiter des préparations pour micro-régime qui associent le lait et les œufs, tous deux proscrits de votre alimentation.

■ *Comment suivre mon micro-régime durant le ramadan ?*

Sans doute convient-il de faire une pause dans votre programme d'amaigrissement à cette occasion. Cela vous permettra de partager les repas de la communauté.

Vous pouvez néanmoins poursuivre votre micro-régime en répartissant les apports entre matin et soir. Cette fois, même avec des préparations hyperprotéinées, une légère faim se manifestera dans l'après-midi mais restera supportable. Attention toutefois aux contrecoups du jeûne, surtout durant les 4 jours de stabilisation, où il sera plus difficile de réduire les portions.

■ *Mon souci vient à l'heure du sommeil*

Il est très important lorsqu'on fait un régime, de ne pas être fatigué, d'avoir tout son capital sommeil et son tonus. Si une sensation de faim est à l'origine de votre problème de sommeil, vous pouvez en premier lieu déplacer le repas du soir un peu plus tard, pour que la satiété couvre la période d'endormissement.

Si vous avez droit à 4 ou 5 préparations hyperprotéinées par jour, il est assez facile d'en prendre une après 22 heures. Son effet rassasiant résout le problème. Une tisane chaude, un bol d'eau de cuisson de légumes vous rempliront l'estomac. Sinon, recourez à la solution ponctuelle et transitoire du yaourt, du verre de lait, du petit fruit ou des crudités avant le coucher.

■ *Je voudrais rendre le micro-régime par alimentation traditionnelle plus rapide*

L'idée est séduisante... mais c'est un choix étranger à l'esprit du micro-régime. Vous avez donné priorité à votre rapport à l'alimentation, avant l'efficacité maximale, afin de maintenir ce qui pour vous est un élément essentiel de la qualité de vie.

Cependant, rien ne vous empêche de préférer les viandes et poissons maigres pendant les 4 jours ni de n'utiliser que des modes de cuisson sans aucun ajout de matières grasses (vapeur, gril, brochettes, papillotes, micro-ondes) et de supprimer votre cuillerée d'huile (donc assaisonner vos crudités au seul citron).

N'optez que pour les yaourts et fromages blancs à 0 % de matière grasse.

Attention, ne réduisez pas la quantité de légumes à moins de 200 g par repas, c'est déjà très peu et vous vous rapprocheriez alors du régime « grillade-salade » des années 1970.

■ *Je voudrais rendre mon micro-régime avec préparations hyperprotéinées plus efficace*

On peut perdre plus que prévu sur les 3 jours, plus facilement au début. Et, comme nous l'avons précisé par ailleurs, il se peut même que l'on continue également à perdre, durant un certain temps, sur les 4 jours de la stabilisation. Dans les deux cas, c'est tant mieux, mais ce n'est pas un objectif en soi pour la méthode, qui demande clairement une phase de perte, avec un objectif chiffré, et une phase de stabilisation.

Attention au piège que vous vous tendez tout seul et qui peut vous mener plus tard au phénomène d'auto-restriction ou à une reprise de poids. Tout d'abord, rappelez-vous que votre cadre est : « ni faim ni fatigue ». Devant l'apparition de l'une ou de l'autre, réagissez et revenez sur vos pas. Même si vous voulez être plus efficace, n'oubliez pas qu'il ne faut jamais sauter de repas, jamais de 4e jour de phase de perte de poids, et que vous ne pouvez pas faire l'impasse sur l'apport protidique quotidien indispensable (1 g de protéines par kilo de poids).

■ *Une mauvaise haleine peut-elle être liée au micro-régime ?*

C'est une question fréquente chez ceux qui ont suivi une diète protidique où la mauvaise haleine est courante dès le début de la cétose. Cette mauvaise haleine trahit en fait la présence des corps cétoniques dans la respiration, comme chez certains enfants affamés avant le petit déjeuner ou certains religieux et mystiques pratiquant un jeûne rituel.

Dans le micro-régime, ce phénomène ne se produit que rarement et uniquement le 2e jour de la 1re semaine, dans le cadre du « coup de barre du mardi », déjà décrit. Il concerne surtout les patients au profil glucidique très accentué (gros consommateurs de sucre). Il se corrige le jour même comme indiqué, avec des pâtes protéinées pour la version du micro-régime avec préparations, ou avec un peu de pain pour la version sans préparations.

Quelques cas particuliers

Diverses périodes de l'existence sont propices à une prise de poids et méritent à ce titre une attention soutenue. Le micro-régime s'est penché sur ces cas particuliers en proposant à chaque fois une formule appropriée.

Certaines de ces circonstances sont liées à la vie de la femme : grossesse, allaitement, ménopause. D'autres sont liées à l'hygiène de vie, à la santé, et au bien-être : c'est le cas spécifique de la prise de poids liée à l'arrêt du tabac. La question de la cellulite n'est pas oubliée par le micro-régime, qui apporte une réponse partielle.

En fin de chapitre, sont également présentées les réponses à certains profils de santé (diabète, hypertension artérielle, hypercholestérolémie).

■ *J'ai décidé d'arrêter de fumer mais je ne veux pas grossir*

Le principal souci – au moment de l'arrêt du tabac – est de ne pas prendre de poids. Fumer entraîne une augmentation des dépenses énergétiques de base tout en ayant un effet anorexigène. Un fumeur mange moins qu'un non-fumeur et brûle plus de kcalories, simplement parce qu'il fume !

Cesser cette pratique diminue donc le métabolisme énergétique et stimule l'appétit. Cette réaction se produit alors même que l'on est tenté de compenser, de grignoter, de recourir aux sucreries, pour tromper le manque, calmer l'anxiété et remplacer le geste de la cigarette portée à la bouche. On a alors souvent recours au chocolat, qui agit comme un antidépresseur. Si l'on n'est pas vigilant, la prise de poids est rapide. Elle s'évalue en moyenne à 4 ou 5 kg, mais peut dépasser 15 kg.

Or, cette prise de poids peut devenir à son tour obsessionnelle et faire échouer une décision par ailleurs bien engagée : devant tous ces kilos amassés et craignant la poursuite de la prise de poids, on reprend une cigarette...

Il ne s'agit pas alors de suivre un micro-régime amaigrissant, mais plus simplement un micro-régime évitant la prise de poids.

Ce micro-régime particulier s'effectuera alors sur la base de **1 seul jour de phase de perte de poids par semaine**, et de 6 jours de stabilisation.

Cette différence est essentielle : **faire un micro-régime classique (3 jours de perte de poids et 4 jours de stabilisation) tout en arrêtant de fumer peut sembler séduisant, mais c'est une décision très souvent vouée à l'échec**. On ne fait pas d'une pierre deux coups. Il faut hiérarchiser ses objectifs :

Si votre priorité est l'amaigrissement, reportez l'arrêt du tabac à la fin de votre micro-régime. Alors, et alors seulement, vous débuterez la formule « 1 jour de micro-régime par semaine et 6 jours de stabilisation ».

Si votre priorité est l'arrêt du tabac, deux cas de figure sont possibles :

Soit vous arrêtez de fumer et commencez simultanément la version du jour unique de micro-régime par semaine pour ne pas grossir ; soit, avant le sevrage tabagique, vous suivez 1 ou 2 semaines de micro-régime de 3 jours pour anticiper la prise de quelques kilos qui accompagnera l'arrêt du tabac, et aborder avec sérénité l'abandon de la cigarette.

Avec cette formule adaptée à l'arrêt du tabac 75 % des personnes n'ont pas pris de kilos supplémentaires. Un 2ᵉ, voire un 3ᵉ jour, seront nécessaires pour les autres. On parvient ainsi à un taux de 100 % de maintien du poids.

Au moment du sevrage tabagique, les barres chocolatées pour micro-régime peuvent être d'un secours précieux. Il est recommandé de les prévoir à l'heure des collations

L'ex-fumeur qui grossit à cause de son grignotage intempestif et incontrôlé, entre tout simplement dans le cadre du micro-régime. Le programme « 3 jours de perte de poids et 4 jours de stabilisation » lui permettra de revenir à son poids d'origine.

■ *Grossesse, ne pas se tromper de méthode*

La prise de poids au cours de la grossesse est très variable d'une femme à une autre, tant dans le rythme que dans l'ampleur. Généralement, une femme ayant un poids stable en début de grossesse (normopondérale) grossira à terme de 9 à 12 kg – fœtus, volume de l'utérus, placenta et accumulation des masses grasses inclus.

Suivre un micro-régime avec phase de perte de poids 1 jour sur 2, en alimentation traditionnelle ou avec préparations hyperprotéinées, peut être indiqué. On ne le fera **que pendant le 1er trimestre**. Les jours de perte de poids, l'apport protidique sera complété par 150 g de pâtes, riz, semoule ou légumes secs cuits aux deux repas principaux. **Cette complémentation est indispensable.** Les autres jours, l'alimentation habituelle sera conservée.

En cas de surpoids antérieur à la grossesse, il est possible de suivre un micro-régime avec 3 jours de phase de perte de poids, toujours durant le 1er trimestre uniquement. S'il s'avère nécessaire de perdre du poids (et non pas de le contenir) au-delà du 1er trimestre, il est absolument indispensable de recourir aux compétences d'un diététicien ou d'un nutritionniste.

Après l'accouchement. L'idéal est d'éliminer les kilos superflus dans les 6 mois qui suivent l'accouchement : c'est la période durant laquelle la perte de poids est facilitée (sauf pendant l'allaitement : les régimes sont alors proscrits). Les résultats sont excellents avec un micro-régime sur 3 jours de perte de poids. Il permettra de dépasser souvent le rythme de 1 kg par semaine.

■ *À la ménopause*

À la ménopause, la prise de poids est souvent ressentie comme une fatalité. En général, l'influence des œstrogènes thérapeutiques sur la prise de poids (rétention d'eau) se borne à 1 ou 2 kg. Parallèlement, la prise de poids liée à la baisse des dépenses énergétiques du métabolisme de base se limite à 500 g par an en période de ménopause. Ce sont ces 500 g, considérés comme physiologiques, qui mènent à 5 kg au bout de 10 ans ! Une troisième cause indirecte est l'augmentation de l'appétit par les traitements progestatifs. Les patientes persuadées de « manger comme avant » augmentent peu à peu et involontairement les portions. Or, sachez qu'une augmentation de 200 kcal par jour en excès par rapport aux dépenses peut faire prendre jusqu'à 7 kg dans l'année.

Une prise de 3 ou 4 kg, la 1re année, devrait donc être un premier signal d'alarme. En tout état de cause, une prise de 15 kg « à cause du traitement hormonal » est impossible.

Un micro-régime avec **1 journée de perte de poids par semaine** aidera à prévenir une prise de poids. Si le surpoids est déjà installé, un micro-régime avec 3 jours de perte de poids par semaine est très efficace, surtout en cas de traitement hormonal de substitution. Il corrigera le risque pondéral lié a l'augmentation de l'appétit.

■ *Cellulite : qu'attendre du micro-régime ?*

Pas de miracle : aucun régime ne peut prétendre venir à bout de la cellulite. En revanche, un micro-régime sur 3 jours de perte de poids par semaine permettra de mettre en place une « action de fond, de surface et de circulation » qui fera refluer les symptômes de la cellulite, notamment les douleurs dues à la pression et les sensations de jambes lourdes.

Le micro-régime, en réduisant le volume des adipocytes (cellules du stockage des graisses), diminue la compression des tissus sous-jacents à la cellulite et permet de récupérer une plus grande souplesse de la peau. La circulation sanguine en sera facilitée tandis que la réaction œdémateuse, caractéristique de la cellulite, sera diminuée. Perte de poids, diminution de pression, élimination d'eau et de la douleur marchent de pair.

L'amélioration sera plus spectaculaire encore, en utilisant sur les tissus les techniques mécaniques du palper-rouler des kiné sithérapeutes. (À défaut, on continuera ses massages habituels, à l'aide d'une crème ou d'un gel.) Maintenir une consommation d'eau d'environ 1,5 litre par jour ne peut qu'être bénéfique.

■ *Le micro-régime : une réponse très adaptée au diabète de type 2*

Que l'on soit diabétique de type 1 ou de type 2, la question du poids est importante. Le diabète touche deux millions de personnes en France. Son apparition est liée à un trouble de l'insuline. Secrétée par le pancréas, l'insuline est l'hormone-clé de l'utilisation du glucose par les muscles. Quand elle est absente, elle provoque un diabète de type 1, et quand elle est moins active, un diabète de type 2.

Le diabète de type 1 apparaît dès l'enfance et impose d'emblée des apports d'insuline par injection, c'est l'insulino-dépendance.

Beaucoup plus fréquent (il représente plus de 95 % des diabètes en France), le diabète de type 2 survient généralement après 40 ans chez des personnes en surpoids ou obèses. Sans prise en charge médicale, il entraîne de graves lésions en quelques années. Conjugué au surpoids qui rend l'insuline inefficace, le sucre en excès dans le sang (hyperglycémie) conduit aux risques de cécité, d'infarctus, d'artérite des membres inférieurs (jusqu'à la gangrène et l'amputation) et d'insuffisance rénale.

Diagnostiqué, le diabète ne doit pas être pris à la légère. Mal équilibré, il peut conduire à l'épuisement du pancréas et à la nécessité d'une insulinothérapie.

À tous les stades d'apparition ou d'évolution de la maladie, le contrôle du poids est une mesure essentielle.

Le micro-régime adapté au diabète concerne celui de type 2

Il permet la perte de 1 kg par semaine, avec les préparations hyperprotéinées, et de 600 g par alimentation traditionnelle. La perte de poids est régulière et se fait sans déséquilibrer la glycémie, ni modifier les traitements en cours. Ce micro-régime spécifique peut également être suivi par les sujets en état de « prédiabète » (glycémie à jeun proche de 1,2 g/l).

Idéalement, en présence de diabète, l'indice de masse corporelle devrait être inférieur à 25 pour les hommes, et à 22 pour les femmes. Avec un IMC inférieur, les risques de complications sont considérablement affaiblis. La plupart du temps, pourtant, ces chiffres sont irréalistes et l'objectif est plutôt d'atteindre un IMC inférieur à 27, pour les hommes comme pour les femmes. La perte de poids signifie alors un état général plus satisfaisant.

Après 3 semaines seulement de micro-régime, il y a une nette amélioration des paramètres biologiques (le taux de sucre dans le sang), ce qui diminue en 3 mois le sucre le plus dangereux, celui qui est fixé sur les globules rouges et que l'on nomme hémoglobine glyquée.

En se tournant vers le micro-régime spécifiquement adapté à sa situation, le diabétique de type 2 opte pour un protocole sûr et efficace.

Deux différences essentielles : alternance systématique et maintien des glucides

Le micro-régime pour diabétique est construit sur les mêmes bases que le micro-régime standard, mais avec deux différences essentielles.

L'alternance sera systématique pour les 3 jours de perte de poids : 1 jour sur 2 durant la semaine active, le week-end faisant partie des 4 jours de stabilisation.

Afin de perdre du poids sans affecter la glycémie, les glucides lents (féculents, pâtes) seront présents à chaque repas. Les graisses animales, nocives pour le système cardio-vasculaire, seront en revanche diminuées et remplacées par une huile d'olive, de pépins de raisin (ou de colza, à consommer crue). **Les besoins en glucides et en lipides seront calculés par le diabétologue ou le nutritionniste.** Les glucides (dont 2/3 de glucides lents) devront représenter 50 à 55 % de l'apport énergétique total. Les glucides rapides seront orientés vers la consommation de fruits **(1 par jour)** ou même 2 petits carrés de chocolat mais toujours en fin de repas et jamais en dehors des repas.

Le micro-régime pour diabétique n'entraîne pas de risque accru d'hypoglycémie.

En cas de fringale, le diabétique peut recourir à une barre hyperprotéinée chocolatée, à index glycémique bas. Elle sera prise aux collations de 10 heures et de 17 heures.

Voici deux micro-régimes pour diabétique, le premier par alimentation traditionnelle, le second incluant les préparations hyperprotéinées pour micro-régime. Tout comme le micro-régime standard, ils n'entraînent pas de sensation de faim ou de fatigue. Beaucoup de patients ont même le sentiment de manger davantage.

Les posologies des médicaments ne doivent pas être modifiées sans l'accord du médecin qui ajustera en général les doses des médicaments, au terme de la perte de poids.

	MICRO-RÉGIME *1 jour sur 2* PAR ALIMENTATION TRADITIONNELLE	MICRO-RÉGIME *1 jour sur 2* AVEC PRÉPARATIONS HYPERPROTÉINÉES
Petit déjeuner	- Thé ou café ; - 2 tranches de pain ou 1/8 de baguette ; - 1 yaourt nature ou 100 g de fromage blanc sans sucre (édulcorant autorisé) ; - 1 fruit (pomme, poire) ou 1 jus d'orange. *(10 g de margarine sont autorisés)*	- Thé ou café ; - 2 tranches de pain ou 1/8 de baguette ; - 1 préparation hyperprotéinée de micro-régime général. *(10 g de margarine sont autorisés)*
Collation	- 1 yaourt nature ou 1 faisselle de fromage blanc, sans sucre (édulcorant autorisé).	- 1 yaourt nature sans sucre (édulcorant autorisé) ; ou - 1 barre chocolatée adaptée au diabète*.
Déjeuner	- Légumes verts à volonté crus ou cuits ; - 150 g de viande maigre (lapin, volaille) ou de poisson ; - 50 g de féculents en poids cru (au choix : pâtes **, riz, pommes de terre vapeur) ; - 1 yaourt nature ou 100 g de fromage blanc, sans sucre (édulcorant autorisé).	- Légumes verts à volonté crus ou cuits ; - 1 préparation hyperprotéinée de micro-régime général ; - 1 féculent au choix.
Collation	- 1 yaourt nature ou 100 g de fromage blanc, sans sucre (édulcorant autorisé).	- Thé ou café ; - *Si besoin* : 1 barre chocolatée adaptée au diabète.*
Dîner	- Légumes verts à volonté crus ou cuits ; - 125 g de viande maigre ; - 1 yaourt nature ; - 2 tranches de pain ou 1/8 de baguette.	- Légumes verts à volonté crus ou cuits sans matières grasses ; - 1 préparation hyperprotéinée de micro-régime général ; - 2 tranches de pain ou 1/8 de baguette.
Perte de poids escomptée par semaine	**Environ 600 g**	**= 1 kg**

** Barre chocolatée pour micro-régime d'index glycémique bas 60.*

*** Pâtes hyperprotéinées de micro-régime, d'index glycémique 45, inférieur à celui des pâtes traditionnelles.*

■ *Les 4 jours de stabilisation, version diabétique de type 2*

Ils suivent la règle du « drapeau italien », familière aux diabétiques. Elle doit s'imposer en associant à chaque repas :

– ***du vert*** pour les légumes verts crus ou cuits et leurs fibres, à volonté ·

– ***du blanc*** pour les glucides lents (pâtes, riz, légumes secs, etc.) ;

– ***du rouge*** pour les aliments protéinés (viande, poisson).

Cette association à chaque repas ralentit considérablement la vitesse de passage des sucres dans le sang. Les aliments sucrés (confiseries, gâteaux) sont contre-indiqués entre les repas mais autorisés occasionnellement en fin de repas et en petites quantités. Le patient doit absolument s'interdire de sauter un repas.

L'application de ces règles est simple et entraîne une nette amélioration des habitudes alimentaires. Le respect de ces règles durant le micro-régime permet de maintenir l'équilibre de la glycémie au-delà de son achèvement. Elles correspondent à une bonne alimentation générale qui n'est pas particulière aux diabétiques. On se familiarise alors avec les sucres rapides et les sucres lents, les paramètres modifiant la vitesse d'assimilation des glucides au cours des repas (index glycémique des aliments). Cette culture s'acquiert chez le diabétologue, le nutritionniste ou le diététicien.

Si vous prenez des médicaments pour le diabète, il est conseillé de conserver toujours sur vous 3 morceaux de sucre en cas d'hypoglycémie.

Une activité physique régulière est recommandée car elle permet à l'organisme de consommer facilement l'excès de sucre circulant. Cet exercice doit rester compatible avec l'état de santé. C'est sa régularité, plus que son intensité, qui devra être privilégiée : marche avec de bonnes chaussures, vélo ou natation aident à l'amélioration des paramètres biologiques.

Micro-régime et hypertension artérielle

La version « 3 jours de perte de poids et 4 jours de stabilisation » peut apporter une nette amélioration de l'hypertension artérielle traitée par des médicaments. Une perte de poids supérieure à 5 kg la diminue sensiblement (l'effet est moins sensible en l'absence de traitement médicamenteux, mais il y a presque toujours amélioration). Ce micro-régime repose évidemment sur une réduction très nette des portions des aliments riches en graisses animales (charcuteries, viandes grasses, fromages, etc.). Pas d'alcool pendant les 3 jours mais possibilité d'un verre unique de vin rouge à chaque repas pendant la stabilisation. Le tabac est également un facteur de risque, à limiter ou supprimer si possible.

La diminution de l'apport en sel est également justifiée, afin de ramener à 3 g l'apport quotidien (contre 10 à 15 g / jour dans une alimentation ordinaire) Des sels de substitution (sels de potassium) peuvent être utilisés, mais attention aux « faux sels » ou « sels chinois » qui sont à base de glutamate de sodium. Soyez attentifs aux étiquettes alimentaires pour dépister les nombreux additifs et adjuvants contenant du sodium. Évitez les conserves de légumes, les plats cuisinés, le pain et les biscottes salés, les condiments (moutarde, cornichons, ketchup, olives, etc.), les croissants et la brioche. À savoir enfin, les boissons et les confiseries à base de réglisse contrarient l'élimination du sodium et gagnent à être éliminées.

Recommandations :

Tournez-vous vers les aliments à teneur en sodium inférieure à 20 mg pour 100 g comme les féculents et légumes secs (pâtes, riz, pommes de terre, etc.), les légumes et fruits frais ou surgelés nature (haricot vert, épinard, champignon, endive, laitue, carotte, chou, tomate, asperge, pruneau, datte, melon, raisin, pêche, ananas, banane, cerise, prune, fraise, poire, agrumes, etc.), les fruits oléagineux non salés (noix, amande, cacahuète, etc.).

Privilégiez les viandes maigres (poulet, porc maigre, bœuf maigre, veau, lapin).

Évitez l'agneau, les poissons (de mer comme d'eau douce), les coquillages et les crustacés.

Préférez les laitages : lait, fromage blanc, yaourt, petit-suisse. Évitez les fromages, tous sont salés, même le gruyère. Il est possible de trouver dans le commerce des fromages à teneur réduite en sodium.

Pour permettre aux reins de mieux fonctionner, il est bon d'augmenter les quantités de potassium. On le trouve dans les légumes verts en particulier, à condition de ne pas les « lessiver » par une cuisson à l'eau. D'un point de vue pratique, le mode de cuisson des légumes est ici un élément important. Préférez la cuisson à la vapeur. Toutes ces recommandations sont à intégrer dans un programme de perte de poids.

■ *Micro-régime et hypercholesterolémie*

Élément vital malgré une connotation négative, le cholestérol permet la synthèse de nombreuses hormones et de la vitamine D. Sa réputation douteuse vient de l'existence d'un

« mauvais » cholestérol, appelé aussi LDL ou VLDL (*low* ou *very low density lipo proteines* – lipoprotéines de basse ou très basse densité). Ces lipoprotéines présentent la particularité d'agresser les cellules des artères, de fragiliser leur paroi et de conduire à terme à la formation d'un caillot de sang entraînant une athérosclérose (maladie des artères sclérosées).

L'action de ce « mauvais » cholestérol est normalement contrebalancée par celle du « bon », nommé HDL (*high density lipo proteines* – lipoprotéines de haute densité). Le HDL débarrasse les cellules de leur mauvais cholestérol, le ramenant au foie pour qu'il y soit détruit. Grâce au HDL, le « mauvais cholestérol » est donc normalement éliminé au cours de la digestion.

Il y a une relation directe entre le taux de mortalité et le taux de cholestérol dans le sang et on ne peut la balayer d'un revers de la main, pour garder ses mauvaises habitudes alimentaires. Le surpoids est un facteur aggravant manifeste, surtout s'il se situe au niveau du ventre – comme c'est fréquemment le cas chez l'homme et plus rarement chez la femme.

Chez le sujet en surpoids, un micro-régime de 3 jours de perte de poids améliore toujours les analyses biologiques. Depuis l'apparition des médicaments hypolipémiants, le régime diététique n'a pas pour finalité d'obtenir un taux normal de cholestérol mais de renforcer la thérapeutique, pour obtenir un taux sans danger pour le sujet.

Recommandations

Pour les comprendre, demandez à votre médecin de vous commenter vos analyses.

S'il vous signale un excès de LDL, enrichissez votre alimentation en matières grasses insaturées (huiles végétales) et diminuez vos sources de cholestérol alimentaire (apporté par les œufs et les abats) et de graisses animales (charcuteries, viandes grasses, fromage).

En cas d'excès de HDL et de VLDL, diminuez seulement les sucres rapides et supprimez l'alcool.

En présence d'un excès de LDL et de VLDL, diminuez les matières grasses animales et les sucres rapides et supprimez l'alcool. Augmentez les matières grasses végétales.

En présence d'un excès de cholestérol et de triglycérides, un micro-régime avec phases de 3 jours de perte de poids et 4 jours de stabilisation, sera observé pendant au moins 6 semaines. Il sera suivi par un micro-régime d'une journée de perte de poids par semaine qui permettra d'entretenir le résultat – sous réserve d'avoir acquis de nouvelles attitudes diététiques. La consommation d'alcool et de sucres rapides est déconseillée.

Les recettes

Cuisiner ses préparations hyperprotéinées

Toutes les préparations salées et sucrées du micro-régime peuvent être agrémentées et personnalisées selon les préférences culinaires de chacun. Vous pourrez déguster à chaque repas des plats légers et savoureux, dans la mesure où le contrat de 1 kg perdu par semaine est respecté.

■ *Les boissons*

• *Milk-shake* : Les boissons sucrées du matin (saveurs chocolat, vanille, café, caramel-praliné, abricot) peuvent se décliner facilement en milk-shakes. C'est une collation idéale. Il suffit de délayer une préparation sucrée de votre choix dans 20 cl de lait demi-écrémé, puis de la mettre 1 h au réfrigérateur si l'on aime le milk-shake bien froid.

• *Boisson abricot-pamplemousse* : délayer une préparation saveur abricot dans 15 cl de jus de pamplemousse.

• *Boisson abricot-fraise* : mixer 100 g de fraises bien fraîches et parfumées, puis incorporer une préparation saveur abricot préalablement délayée dans 15 cl d'eau ou de lait demi-écrémé.

■ *Les soupes*

Elles permettent de nombreuses variations, au gré de vos saveurs favorites.

Des potages rapides et renouvelés

• *Velouté de champignon* : délayer une préparation soupe saveur petits-pois/jambon dans 20 cl d'eau froide à l'aide d'un fouet, ajouter des champignons forestiers réhydratés (ou surgelés) et 1 cuil. à soupe de crème fraîche à 8 % de MG, avant de réchauffer.

• *Soupe de poulet au curry* : délayer une préparation soupe saveur volaille dans 20 cl d'eau froide à l'aide d'un fouet, ajouter des morceaux de blanc de poulet, des champignons (frais ou surgelés) en lamelles et 1/2 cuil. à café de curry, avant de réchauffer.

• *Soupe de champignons à l'indienne* : délayer une préparation soupe saveur champignons dans 20 cl d'eau froide à l'aide d'un fouet, ajouter 1 cuil. à café de curry et 1 cuil. à café de cumin, avant de réchauffer

Soupe exotique aux nouilles

• Faire chauffer 2 petites casseroles d'eau.

• Couper en rondelles quelques tiges d'oignons verts, détailler quelques bouquets de chou-fleur, ciseler quelques feuilles de chou chinois, couper 1 tomate pelée en gros morceaux.

• Cuire le tout à l'eau bouillante dans la première casserole, sans excès d'eau, pendant 5 min, avec assaisonnement à convenance : sel, poivre, sauce soja. Ajouter les épices : cumin et coriandre moulus, piment émincé, tamarin.

• Dans la seconde casserole, dans une grande quantité d'eau bouillante salée, porter une préparation pâtes à mi-cuisson (4 min). Égoutter puis terminer la cuisson avec les légumes. Servir.

Idées gourmandes :
– quelques lanières de poivrons ·
– cubes de concombre ,
– persil plat...

Velouté de brocolis à la volaille

• Mixer 200 g de brocolis cuits.

• Délayer une préparation soupe saveur volaille dans 15 cl de lait demi-écrémé froid à l'aide d'un fouet.

• Ajouter la purée de brocolis, saler, poivrer et mélanger.

• Faire chauffer quelques instants et ajouter de la ciboulette ciselée.

Variante :
Suivant la même recette, on peut remplacer les brocolis par des courgettes, des choux-fleurs, etc.

Soupe marocaine

• Délayer une préparation soupe saveur volaille dans 20 cl d'eau froide à l'aide d'un fouet.

• Ajouter 1/2 cuil. à café de ras-el-hanout et une pincée de cumin.

• Émincer 3 dattes séchées, les ajouter et servir.

■ *Les omelettes*

Il est très facile de varier le goût, l'aspect et le parfum de la préparation omelette (à reconstituer avec de l'eau), en y mêlant des légumes autorisés : un peu de tomates et de poivrons, des pointes d'asperges, des épinards... Le panorama des ajouts possibles est vaste et se rehausse de toutes les herbes et épices. Si vos légumes ne sont pas prêts, vous pouvez les faire sauter dans une poêle antiadhésive avant d'y verser l'omelette. Une fine pellicule d'huile, répartie avec un essuie-tout suffit.

Omelette soufflée

Ajouter à une préparation omelette reconstituée dans 7,5 cl d'eau froide, 1 blanc d'œuf battu très vivement (apport supplémentaire en protéines).

On peut décliner l'omelette soufflée en l'agrémentant de légumes variés :

– quelques lanières de poivrons cuits au four (en profiter pour leur enlever la peau) ;

– des épinards préalablement ébouillantés et égouttés ;

– des champignons déjà cuits ;

– des pointes d'asperges déjà cuites ;

– de la ratatouille cuite...

Pipérade

• Délayer une préparation omelette dans 7,5 cl d'eau froide à l'aide d'un fouet.

• Faire réchauffer 200 g de ratatouille cuite (ou 200 g de poivrons + tomates cuits) dans une poêle. Verser la préparation dessus et mélanger avec une cuillère en bois (on peut ajouter un blanc d'œuf battu pour plus d'onctuosité). Saler et poivrer. Bien cuire la première face avant de retourner et de laisser cuire 2 min supplémentaires.

• Arroser de 1 cuil. à café d'huile d'olive, parsemer de basilic frais ciselé et servir sans attendre.

Tortilla aux légumes

• Délayer une préparation omelette dans 7,5 cl d'eau froide à l'aide d'un fouet.

• Dans une poêle antiadhésive, cuire 200 g de légumes de saison, verser l'omelette sur les légumes et laisser cuire doucement, ou attendre la fin de cuisson de l'omelette et la rouler sur les légumes.

• Ajouter 1 cuil. à café d'huile d'olive et des aromates. Servir chaud ou froid.

Terrine de légumes (à emporter)

Quantités pour 3 repas ou 3 personnes

Avec la préparation omelette :

• Délayer 3 préparations omelette dans 22,5 cl d'eau froide à l'aide d'un fouet.

• Mélanger de la ratatouille cuite (quantité au choix) et l'omelette reconstituée, saler et poivrer.

• Mettre dans un moule à cake et faire cuire environ 30 min au four au bain-marie à 180 °C (th. 6).

• Vérifier la cuisson avec un couteau, la lame doit ressortir sèche.

La terrine se coupe en trois parts que l'on peut emporter et déguster froides avec de la salade ou chaudes avec un coulis de tomate.

Avec la préparation terrine de légumes :

• Délayer 3 préparations terrine de légumes dans 22,5 cl d'eau froide à l'aide d'un fouet et mélanger.

• Répartir dans 3 ramequins et faire cuire environ 20 min au four à 180 ° C (th. 6).

• Vérifier la cuisson avec un couteau, la lame doit ressortir sèche.

Variante :

Suivant la même recette, on peut préparer une *Terrine d'aubergines à la tomate.*

■ *Les pâtes*

Accommoder des pâtes ne demande pas un talent de grand chef, il n'y a donc aucune raison d'opter pour des pâtes tristes. Elles se cuisinent bien sûr avec des tomates, du basilic et de l'ail, mais elles sont également savoureuses avec tous les légumes (un émincé de fenouil et courgettes, par exemple), les champignons (cèpes, girolles, champignons de Paris, etc.), les herbes et les épices (menthe, persil, sauge, origan, noix de muscade, curry, cumin, etc.), les condiments (sauce soja, gingembre), les piments doux ou forts. Les fruits de mer, surgelés ou frais, ou encore la viande des Grisons peuvent également enrichir vos préparations.

Concentrés et conserves de tomates sans sucre ajouté peuvent bien sûr s'utiliser... Mais les produits frais ont toujours quelque chose de plus.

On peut délayer la préparation dans un peu de jus de légumes, dans de la crème fraîche à 8 % de matières grasses, ou dans du yaourt.

Pensez à votre ration de matières grasses (1 cuil. à soupe par jour) : 1 cuil. à café d'huile d'olive pour faire sauter quelques oignons et 1 gousse d'ail...

Si vous êtes amateur de pâtes, profitez de cette possibilité qu'offre le micro-régime d'en manger dès la phase des 3 jours.

Un dernier mot pour rassurer certains gros appétits : si les pâtes au beurre vous manquent, remplacez l'huile par 1 noisette de beurre et ajoutez au choix 1 tranche de jambon blanc découenné dégraissé ou 1 cuil. à café rase de fromage râpé (gruyère, emmental, parmesan).

Salade de pâtes fraîcheur

• Faire cuire une préparation pâtes 8 min dans de l'eau bouillante salée ; puis les égoutter, les laisser refroidir et les réserver au réfrigérateur.

• Détailler 1 tomate goûteuse en petits cubes ; émincer 50 g de champignons de Paris crus, râper 50 g de courgette crue.

• Sortir les pâtes bien refroidies, mélanger le tout, ajouter 1 cuil. à café d'huile d'olive, le jus de 1/2 citron, de la menthe ciselée, saler et poivrer.

Pâtes au curry

• Faire cuire une préparation pâtes 8 min dans de l'eau bouillante salée ; puis les égoutter et les laisser refroidir.

Après cuisson, ajouter 2 à 3 cuil. à soupe de crème fraîche à 8 % de MG et un peu de curry, mélanger.

• Laisser refroidir et ajouter quelques moules et crevettes cuites (peut également se manger chaud).

Pâtes aux crevettes

• Faire cuire une préparation de pâtes 8 min dans de l'eau bouillante salée ; puis les égoutter et les laisser refroidir.

• Dans un bol, détailler 1 tomate en petits cubes, ajouter 1 gousse d'ail pressée, de l'aneth, et 50 g de crevettes cuites décortiquées ; mélanger aux pâtes (peut également se manger chaud).

Pâtes à la provençale

• Faire cuire la préparation pâtes 8 min dans de l'eau bouillante salée, les égoutter.

• Réchauffer 200 g de ratatouille cuite et les mélanger aux pâtes.

• Ajouter un peu de basilic ciselé, 1 gousse d'ail pressée et 1 cuil. à café d'huile d'olive. Saler et poivrer juste avant de servir.

■ *Les crêpes*

La préparation crêpe, à reconstituer avec du lait demi-écrémé froid, permet des variations salées et sucrées, selon ses préférences.

Salée, elle admet toutes les garnitures de l'omelette. Si vous cuisez séparément dans une cassolette ou au micro-ondes, ce qui l'agrémentera, vous pourrez disposer la crêpe à plat, roulée ou découpée, sur l'assiette.

Sucrée, un peu de compote de fruits sans sucre ajouté ou des fruits émincés lui donneront couleur, relief et parfum.

Flan de courgettes

• Faire cuire à l'étouffée (ou au micro-ondes) 200 g de courgettes avec 1/2 cuil. à soupe d'huile, de la menthe fraîche ciselée, du sel et du poivre.

• Délayer la préparation crêpe dans 13 cl de lait demi-écrémé froid, à l'aide d'un fouet, puis y incorporer le mélange de courgettes à la menthe.

• Verser dans un plat allant au four, recouvrir de papier aluminium et faire cuire 20 à 25 min au four à 150 ° C (th. 5).

• Servir chaud ou froid.

Variantes :

Suivant la même recette, on peut préparer un *Flan de ratatouille* (remplacer la menthe par du basilic), un *Flan de champignons* (remplacer la menthe par du persil plat) et composer soi-même son flan agrémenté de divers assaisonnements et épices.

Flognarde de légumes

Quantités pour 3 repas ou 3 personnes

• Délayer 3 préparations crêpe dans 30 cl de lait demi-écrémé froid à l'aide d'un fouet.

• Faire revenir 500 g de légumes mélangés dans 2 cuil. à café d'huile d'olive.

• Ciseler 1 bouquet d'herbes aromatiques et presser 1 gousse d'ail.

• Mélanger le tout, saler, poivrer, mettre dans un petit moule à tarte.

Faire cuire 30 min au four à 180 °C (th. 6).

Comme la terrine à emporter, la flognarde se mange aussi bien chaude que froide.

Soufflé au fromage

• Délayer une préparation crêpe dans 20 cl de lait demi-écrémé froid à l'aide d'un fouet.

• Incorporer 2 jaunes d'œufs, 1 cuil. à café de concentré de tomate, et 20 g de fromage râpé.

• Battre les 2 blancs d'œufs en neige, puis les incorporer délicatement à la pâte.

• Verser dans un moule et faire cuire 30 min au four à 150-180 °C (th. 5-6).

Ce plat augmente sensiblement l'apport de kcalories et de protéines. En tenir compte pour l'équilibre de la journée.

Flan de riz au curry

• Faire cuire 30 à 40 g de riz blanc ou brun.

• Délayer une préparation crêpe dans 13 cl de lait demi-écrémé froid à l'aide d'un fouet. Ajouter 1 cuil. à café de curry et du sel.

• Verser la préparation dans un plat allant au four, couvrir de papier aluminium et faire cuire 30 min au four à 150 °C (th. 5).

• Vérifier la cuisson avec un couteau, sortir du moule et napper de crème fraîche liquide allégée, parfumée avec du curry.

Convient aux diabétiques de type 2. Contient 30 g de glucides très lents.

Crêpe salée en salade grecque

• Délayer une préparation crêpe dans 10 cl de lait demi-écrémé froid à l'aide d'un fouet.

• Ajouter 10 feuilles de menthe hachées (ou du basilic) et un peu de sel.

• Faire chauffer une poêle légèrement huilée avec du papier absorbant.

• Verser une louche de la préparation dans la poêle et faire cuire la première face. Lorsque les bords de la crêpe se décollent, à l'aide d'une cuillère en bois, tourner la crêpe et finir la cuisson de l'autre côté.

• Déposer la crêpe dans une assiette, la couvrir de salade feuille de chêne ; mettre en bordure des quartiers de tomates fraîches, à l'intérieur des rondelles de concombre et au centre du tzatziki (préparation grecque à base de fromage blanc, concombre et herbes).

Variante :

On peut remplacer le tzatziki par du fromage blanc allégé avec une pointe de moutarde, du sel et des herbes.

Pancakes nordiques aux crevettes

• Mélanger 100 g de fromage blanc bien froid avec 1 botte mélangée de ciboulette, persil plat, basilic et aneth. Saler, poivrer et mettre au réfrigérateur.

• Délayer une préparation crêpe dans 13 cl de lait demi-écrémé froid à l'aide d'un fouet, et faire chauffer une poêle anti-adhésive (ou légèrement huilée à l'essuie-tout).

• Verser en plusieurs fois la préparation dans la poêle et faire des petites galettes épaisses.

• Retourner les pancakes et laisser cuire l'autre face.

• Servir les pancakes en les saupoudrant de 50 g de crevettes cuites décortiquées et en les nappant de fromage blanc aux herbes.

Gâteau aux pommes ou aux poires

Quantités pour 3 repas ou goûters ou 3 personnes

• Éplucher 2 pommes ou 2 poires et les couper en petits morceaux.

• Délayer 3 préparations crêpe dans 30 cl de lait demi-écrémé froid à l'aide d'un fouet.

• Ajouter 3 pincées de cannelle, quelques gouttes de vanille liquide et mélanger.

• Mettre dans un petit moule antiadhésif et faire cuire 30 min au four à 180 ° C (th. 6).

Crêpe vanille-cannelle

• Délayer une préparation crêpe dans 13 cl de lait demi-écrémé froid à l'aide d'un fouet.

• Faire chauffer une poêle légèrement huilée avec du papier absorbant.

• Verser une louche de la préparation dans la poêle et faire cuire la première face avant de retourner pour faire cuire la seconde face.

• Étaler quelques gouttes d'extrait de vanille et parsemer 1 pincée de cannelle avant de rouler la crêpe ou de la plier en quatre.

Crêpe noix de coco et orange

• Délayer une préparation crêpe dans 20 cl de lait demi-écrémé froid à l'aide d'un fouet.

• Ajouter 2 cuil. à soupe de pulpe de noix de coco (15 à 20 g, soit 10 g de lipides et 1g de glucides en moyenne), 1 cuil. à café d'arôme orange, 1 cuil. à café de glucodose sucre lent.

• Verser dans un ramequin, recouvrir de papier aluminium et faire cuire 25 min au four à 150 ° C (th. 5).

Crêpe au chocolat parfumée à l'orange

• Délayer une préparation crêpe dans 10 cl de lait demi-écrémé à l'aide d'un fouet.

• Ajouter 1 cuil. à café de glucodose sucre lent ou de fructose, 1 cuil. à café de chocolat en poudre sans sucre, 1/2 cuil. à café d'extrait d'orange.

• Faire chauffer une poêle légèrement huilée avec du papier absorbant.

• Verser la moitié de la préparation si la poêle est petite (10 cm) et la totalité si la poêle est grande (20 cm). Dès que les bords se détachent et que l'intérieur est cuit, tourner la crêpe.

Convient aux diabétiques de type 2.

■ *Le riz au lait*

La préparation riz au lait se délaie dans 10 cl de lait demi-écrémé froid et se marie bien avec des framboises, de la cannelle, de la vanille ou des écorces d'oranges... C'est vite fait, personnalisé, coloré, renouvelé et attrayant.

■ *Préparations sucrées pour le goûter et le dîner*

Crème à l'abricot

• Délayer une préparation saveur abricot dans 130 g de fromage blanc à 0 % ou 20 % de MG.

• Mettre 2 h au réfrigérateur avant de déguster.

Crème au café

• Délayer une préparation saveur café dans 20 cl de lait demi-écrémé froid à l'aide d'un fouet. Verser la composition dans 2 pots de yaourts. Mettre au congélateur 12 h.

• Avant de déguster, mettre 2 h au réfrigérateur.

Variante :

Suivant la même recette, on peut préparer une *Crème à la vanille* ou une *Crème au chocolat* en utilisant les préparations saveurs vanille et chocolat.

Mousse au chocolat

• Délayer une préparation saveur chocolat dans 20 cl de lait demi-écrémé froid à l'aide d'un fouet.

• Monter 2 blancs d'œufs en neige et les incorporer délicatement à la préparation reconstituée, puis mettre 30 min au réfrigérateur.

Idées gourmandes pour accommoder les préparations sucrées :

– un peu de cannelle pour la saveur café ;

– un peu d'extrait d'orange, de café ou un peu de menthe pour la saveur chocolat ;

– de la vanille pour la saveur abricot.

L'après-régime

Vous avez construit votre micro-régime, l'avez adapté à votre rythme hebdomadaire, vos goûts. Vous avez effectué les éventuels petits réglages, aussi bien correctifs que d'aménagement, et vous avez perdu 1 kg par semaine sans faim ni fatigue si vous êtes une femme ; le double si vous êtes un homme (en micro-régime avec préparations hyperprotéinées).

Ce qui frappe dans l'histoire des régimes, c'est la constante recherche d'une « recette » qui s'appliquerait à tous de façon uniforme. À l'exception des méthodes de type Weight Watchers basées sur la pédagogie des aliments, rien n'est réellement pensé pour permettre à chacun d'identifier et de corriger en douceur les comportements à l'origine de la prise de poids.

Il est en effet facile d'interdire les matières grasses, les fromages, les pâtisseries, parfois le pain pendant une phase de régime. Cela crée nécessairement un amaigrissement ponctuel. Pour autant, personne ne supprime à vie ces aliments pour maintenir son poids, et les taux de stabilisation du résultat sont faibles, voire très faibles.

Le micro-régime vous a fourni d'autres réponses, tout en vous donnant les moyens de l'adapter à votre situation.

Maintenant vous avez terminé ou presque terminé votre micro-régime. Vous avez atteint votre objectif ou vous allez bientôt l'atteindre. Dans les deux cas, vous allez pouvoir remplacer sans regret la photo de dernière page de votre cahier par une nouvelle photo et, enfin, l'oublier dans ce carton qui patiente dans la cave ou le grenier !

■ *Faut-il faire attentior après le régime ?*

La réponse relève du bor. sens : bien sûr, mais sans effort particulier. En cas d'écart imprévu, il vous restera toujours la possibilité d'une journée correctrice, idéalement le lendemain. Ne dramatisez pas les petits écarts alimentaires et autres faiblesses passagères : s'ils vous aident à affronter le stress de la vie moderne, qu'ils n'en soient pas créateurs eux-mêmes !

Attention, en revanche, dans le cas de plusieurs journées consécutives d'excès alimentaires : à partir de 3 ou 4 journées très riches, votre estomac commence à reconditionner son volume de travail et il est probable que vous prendrez du poids de façon sensible. Cette fois, c'est sans doute une semaine de micro-régime correctif qui vous sera nécessaire, parfois plus. Rappelez-vous à ce sujet que vous pouvez arrêter votre micro-régime en restant sur la phase des 4 jours, si vous êtes en vacances ou lors de déplacements professionnels. Vous corrigerez à votre retour, quand vous serez dans les meilleures conditions.

Quelle attention particulière est donc requise ? **Veillez à ne pas emboîter de nouveau le pas aux habitudes d'avant votre micro-régime.** C'est vrai devant les trop grandes portions des aliments les plus riches, devant l'absence de légumes, face au grignotage. Durant les 6 mois qui suivent le micro-régime, il est préférable de rester vigilant.

■ *Quels grands principes pour aller plus loin ?*

Le premier objectif est de ne pas perdre les acquis (réduction des aliments les plus riches, apport protidique quotidien suffisant, des légumes midi et soir, pas de grignotage, etc.). La suite naturelle est donc de consommer au moins 3 fruits frais par jour, sous n'importe quelle forme (entiers, en salade, en compote, etc.). 5 fruits par jour est un idéal souvent hors d'atteinte.

Un autre objectif est de veiller à la qualité des matières grasses utilisées en cuisine (huile végétale plutôt que beurre et graisses saturées) et de favoriser les modes de cuisson tels que vapeur, papillotes, gril et micro-ondes. Essayez de cuisiner de manière simple mais régulière. Retrouvez le bon goût des produits frais de saison. La relation directe à la texture et au goût, la recherche de nouvelles associations et saveurs, la satisfaction de faire sa propre cuisine épanouissent.

Un troisième objectif est de s'orienter vers l'équilibre idéal : un bon petit déjeuner, un déjeuner pas trop copieux et un repas allégé le soir.

■ *Que faire face à la démotivation ?*

Toujours dans le cadre d'un micro-régime au long cours, si l'ennui ou la démotivation vous guettent, pensez à vous accorder des gratifications régulières qui seront pour vous des rendez-vous intermédiaires : accessoires de mode, produits cosmétiques, séances de remise en forme, etc.

Par exemple, divisez par deux le temps de micro-régime restant, et fixez-vous ainsi une échéance plus proche, à partir de laquelle ce ne sera plus qu'un compte à rebours accéléré.

Et surtout, sortez, vivez, distrayez-vous. Profitez du regard d'autrui qui change et des vêtements que vous pouvez remettre.

Mais en général il n'y a pas de démotivation devant un résultat annoncé et en cours de réalisation.

« J'ai besoin d'être accompagné »

Pour connaître les coordonnées d'un professionnel
formé au micro-régime, appelez le service
« Allô Micro-régime »
0820 062 740
(0,118 € TTC/min, 1re minute gratuite)

Pour être bien accompagné pendant votre micro-régime, vous pouvez recourir aux conseils d'un réseau de professionnels de santé. Ce réseau compte de nombreux médecins, pharmaciens et diététiciens formés à la spécialité ou titulaires du diplôme universitaire de nutrition de Marseille.

Vous pouvez également vous adresser à l'une des 900 pharmacies dont le personnel a suivi une formation approfondie à la méthode. Ils représentent au total 2 000 interlocuteurs susceptibles de vous orienter, de vous conseiller et de vous épauler si vous vous engagez dans un micro-régime.
En conseil initial ou en suivi après la consultation d'un diététicien spécialisé, ces pharmaciens peuvent répondre à toutes les questions que vous pouvez vous poser.

Table des matières

Mincir en 3 jours par semaine... c'est possible !

Qu'est-ce que le micro-régime ?

Déterminez vos poids de santé et de bien-être

Groupes d'aliments et quantités à consommer

Une journée type de micro-régime

Comment organiser vos 3 jours

15 questions sur les 3 jours

Stabilisez votre poids en 4 jours

Passez en 2e semaine

Mon micro-régime à moi

Quelques cas particuliers

Les recettes

L'après-régime

Conception graphique : Stéphanie Le Bihan

Composition IGS
Impression Bussière, février 2005
Editions Albin Michel
22, rue Huyghens, 75014 Paris
www.albin-michel.fr

ISBN 2-226-13656-8
N° d'édition : 23359. – N° d'impression : 050519/4.
Dépôt légal : mars 2004.
Imprimé en France.